筋肉を効率よくつける

たんぱく質&脂質データBOOK

おいしいレシピ87

JN048740

監修
藤田聡
料理
牛尾理恵

朝日新聞出版

筋肉をつけたい人、
ダイエットしたい人、
トレーニング中の
あなたへ。

高たんぱく＆低脂質の
食材と料理を選んで
効率よく、
理想の体づくりを

20歳代をピークに、筋肉の量は加齢に伴い低下していきます。筋肉量の低下は、転倒の危険性を高めるだけでなく生活習慣病のリスクを増加させるとも指摘されており、筋肉量の維持・増加は、健康増進の観点からも重要です。筋肉量の増加には、日常生活における運動の実施と栄養摂取が欠かせません。特に、筋肉を構成するのはアミノ酸であるため、食生活でのたんぱく質摂取は必要不可欠です。さらに近年の研究で、たんぱく質摂取に伴う筋肉の合成においては、たんぱく質の量だけでなく、必須アミノ酸のひとつであるロイシンの含有量に代表されるたんぱく質の"質"が、重要な決定要因であると明らかになっています。本書では、筋肉の増加に欠かせない良質なたんぱく質を気軽においしく摂取できるレシピを多く紹介しています。さらに、運動と組み合わせる際のたんぱく質摂取のタイミングや、異なるたんぱく質源についての説明を入れたことで、効果的な運動と食事の組み合わせを実現できるガイドブックになっています。筋肉量を維持するため気軽にたんぱく質を摂取したいとお考えのランナーやジム通いの方、また、筋肉量を積極的に増やしながらダイエット成功を目指される方などにおすすめの内容となっていますので、本書で正しいたんぱく質の摂取方法を身につけ、役立ててもらえれば幸いです。

立命館大学スポーツ健康科学部教授　藤田聡

Contents

この本の特長と使い方

特長 1
効率よく筋肉をつけるためのしくみと方法、
たんぱく質＆脂質の効果的なとり入れ方、
筋肉をつけるために重要な栄養素のことを
わかりやすく解説。

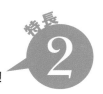

特長 2
高たんぱく質＆低脂質の食品や料理、
コンビニや市販食品、外食、家庭料理の
たんぱく質、脂質などの栄養素量を掲載！

特長 3
筋肉を効率的につけて
体を変える高たんぱく＆低脂質の食材、
筋トレおすすめ食材ごとに87レシピ紹介！

データ BOOK の決まり

■本書の成分値は『日本食品標準成分表2020年版（八訂）』をもとに算出しています。たんぱく質量は「アミノ酸組成によるたんぱく質」から算出、未測定は従来のたんぱく質の値、脂質量は「トリアシルグリセロール当量」を使用し、未測定は従来の脂質の値、糖質は「利用可能炭水化物（質量計）」または、差し引き法の値を用いています。数値は小数点第2位を四捨五入しているため、総量が異なる場合もあります。「Tr」は微量、「─」は未測定を示しています。推定値は（　）を表示していません。P50～68の栄養価の数値は、企業提供のものとしています。

■P146-183の食品データについては、料理によく使う目安量、一般的な1回量に対して算出、掲載しています。

レシピの使い方

■本材料は作りやすい分量か2人分を基本としていますが、料理によっては1人分などもあります。

■だし汁は、かつお節と昆布でとったものを使用しています。

■計量単位は大さじ1＝15㎖、小さじ1＝5㎖です。

■電子レンジの加熱時間は600Wを基本としています。500Wの場合は加熱時間を1.2倍にしてください。

■栄養価は、1人分を基本としていますが、料理によっては全量などもあります。数値は上記と同様に算出しています。

■保存期間は目安です。

Part 1

筋肉をつけるために必要な

たんぱく質のこと

筋肉をつけたい人こそ、理解しておきたい
たんぱく質のこと。基礎代謝のこと、
たんぱく質と脂質のとり入れ方、
トレーニング別の栄養と休養のことなど、
ここで押さえておきましょう。

私たちの体を構成する重量のうち、20%はたんぱく質

たんぱく質は、筋肉や皮膚、内臓、血液、髪、骨、歯、爪など
の体の組織を構成しているほか、体の機能を調整するホルモ
ンなどの分泌物や消化酵素、抗体、神経伝達物質などの材
料でもあります。また、たんぱく質は1gあたり約4kcalの熱量
を有しているので、活動のためのエネルギーとしても使われま
す。人の体を構成する成分のうち、水分と脂質、糖質を除く
とそのほとんどがたんぱく質で、体重のおよそ20%を占めて
います。

筋肉はたんぱく質で
できている

たんぱく質は体の主要な構成要素であり、
筋肉はたんぱく質でできています。まずはたんぱく質の
体内でのメカニズムを確認してみましょう。

memo

人間の体には、約10万種類の
たんぱく質が存在している

人の体には約10万種類のたんぱく質
が存在しますが、それらは20種類の
アミノ酸の組み合わせでできています。
なかでも9種類は体内で合成できない
ため、食事からとり入れる必要があり、
これらは必須アミノ酸と呼ばれます。

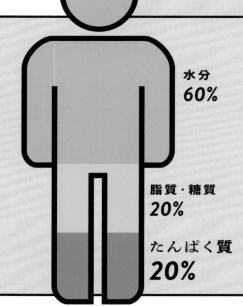

水分
60%

脂質・糖質
20%

たんぱく質
20%

たんぱく質は**体内**で**分解**されて アミノ酸になり、 **体の中**に**吸収**される

食事を通してたんぱく質が口から入って胃に送られると、消化酵素によってたんぱく質→ペプチド→アミノ酸というように分解されます。その後、小腸に送られ、その内壁にある絨毛から大部分が吸収され、血中に取り込まれます。そして全身に運ばれ、エネルギーや生命維持に使われるほか、骨格筋にも運ばれ、そこで筋たんぱく質が合成されます。この筋たんぱく質が体内できちんと合成されるためには、必須アミノ酸のバランスが重要です。必須アミノ酸のバランスがよい（アミノ酸スコアが高い）たんぱく質をとり入れるようにしましょう。

食事でたんぱく質をとり入れる

↓　消化・吸収

ペプチドに分解

↓

アミノ酸に分解

↓

血中に取り込まれる

↓

骨格筋に運ばれる

↓

筋たんぱく質の合成

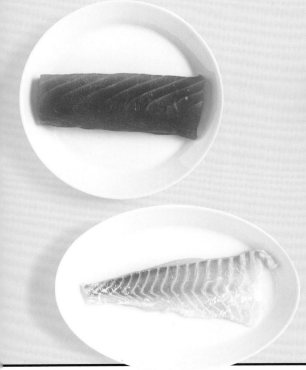

筋トレ＋たんぱく質で **赤筋＆白筋**それぞれが **大**きくなる

筋肉を構成する筋繊維には、赤筋と白筋が存在します。赤筋は酸素を貯蔵するミオグロビンを多く含むために赤い色をしており、収縮スピードが遅いので、遅筋と呼ばれます。この筋繊維は長距離走などに強く、魚でいえばまぐろやかつおなどの遠海魚。一方で白筋はミオグロビンが少なく白っぽい色をしていて、収縮スピードが速いので、速筋と呼ばれます。瞬発的な運動をするときに活躍し、魚でいうなら鯛やひらめなどの近海魚にあたります。

基礎代謝とは、生命の維持のために最低限必要なエネルギー

1日に使うエネルギーのうち、何もしていなくても消費されるエネルギーを、基礎代謝といいます。私たちは、心臓や消化器などを動かす、体温を維持するなど、生きるために多くのエネルギーを必要としているのです。そして、この基礎代謝が高いか低いかで、やせやすさが決まってきます。基礎代謝が高い体とは、排気量の大きい自動車のようなもの。動かずじっとしている状態のときにも、カロリーをどんどん消費していきます。

筋肉をつけて基礎代謝を上げるメカニズム

どうして筋肉をつけるとやせるのでしょうか。まずは、筋肉と基礎代謝の関係を学び、「やせやすい体」について知りましょう。

基礎代謝が使われる部位ランキング

1位	骨格筋	22%
2位	肝臓	21%
3位	脳	20%
4位	心臓	9%
5位	腎臓	8%

引用元：厚生労働省e-ヘルスネット「ヒトの臓器・組織における安静時代謝量」
（糸川嘉則ほか 編 栄養学総論 改定第3版 南江堂, 141-164, 2006.）

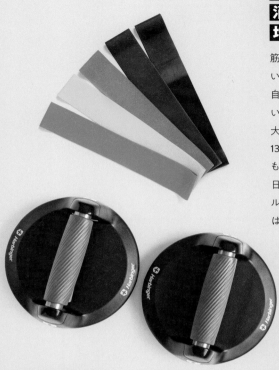

筋肉を1kg増やすと消費エネルギーが増えてやせやすい体に

筋肉1kgあたりの基礎代謝量は、13kcalといわれています。つまり筋肉を1kg増やせば、自動的に消費エネルギーが13kcal増えるということです。ただ、筋肉を1kg増やすのが大変なのに対し、消費エネルギーがたった13kcalでは、割に合わないと感じられることも。とはいえ、筋肉量が増えることで、同じ日常的な動作や運動をした際の消費エネルギーが増えるため、実際には50kcal程度は代謝がアップするといわれています。

筋肉を維持するためにはエネルギーが必要

筋肉は、その全体量のうち約1.8％が日々生まれ変わっています。筋トレの有無には関係なく、筋肉量を維持するために合成と分解がくり返されているのです。筋肉をつくるには、材料となるたんぱく質に加えて、筋肉1kgにつき約541kcalのエネルギーも必要。つくろうとする筋肉量が多いほど、必要なエネルギーも多くなるため、筋肉量の少ない人と多い人では、1日に消費するエネルギー量に大きな差があるのです。

memo

内臓には頼れないから筋肉を増やして基礎代謝を上げる

私たちの体のなかで、もっとも多くのエネルギーを消費しているのが筋肉です。内臓の筋肉は自分でコントロールすることも鍛えることもできませんが、手足や体幹の筋肉は、食事とトレーニングによって増強することが可能です。そうして筋肉を増やすほどに、基礎代謝も高まります。

1日にどのぐらいの たんぱく質が必要？

体重や年齢、活動量によって異なりますが、厚生労働省が発表している「日本人の食事摂取基準」(2020年版) をもとに計算すると、標準体重の人で体重1kgあたり0.92〜0.99g、高齢者は0.96〜1.05g。体重60kgの人の場合、1日約60gのたんぱく質が必要ということになります。また、筋トレをする人は体重1kgあたり1.6gなので、同じ体重の人なら96gのたんぱく質が必要ということになります。

たんぱく質&脂質の 効果的なとり入れ方

筋トレをしてかっこいい筋肉をつけるために知っておきたい
たんぱく質と脂質のとり入れ方。ポイントを押さえましょう。

たんぱく質は1日3回各20〜30g とるのが理想的

食事でたんぱく質を20gとるには、ヒレステーキで約100gを食べる必要があり、1日分のたんぱく質 (成人の男性で60g、女性で50g) を1食でとるのはほぼ無理。またたんぱく質は、体内ではアミノ酸として血液中などに存在しますが、食事で十分にたんぱく質をとらないと、そのアミノ酸が減少し、筋肉を合成できません。そしてエネルギー不足になった体は、筋肉を分解してたんぱく質を消費します。3食でたんぱく質をとり一定量のアミノ酸を維持することが、効率的な筋肉づくりのポイントです。

たんぱく質は動物性と植物性をバランスよくとり入れる

たんぱく質をとり入れるときに意識したいのが、アミノ酸スコアの高いものを選ぶということ。肉や魚、卵、乳製品に含まれる動物性たんぱく質は、必須アミノ酸のバランスがよく、含有量も高いというメリットがあります。豆、大豆製品に含まれる植物性たんぱく質は、動物性たんぱく質に比べ含有率が低いとはいえ、優秀なたんぱく質で脂質の含有量が低いという特徴も。どちらかに偏ることなく、バランスよくとり入れましょう。

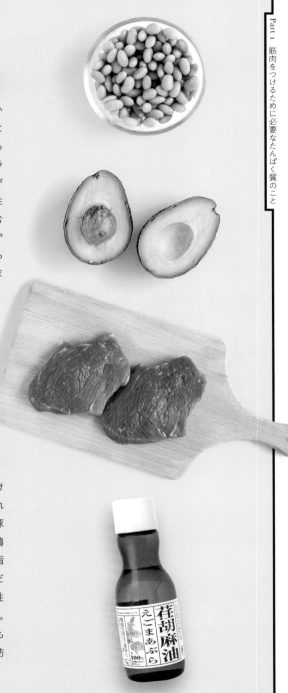

脂質は飽和脂肪酸に気をつけることが基本

筋肉を効率的に増やしたい場合、気をつけたいのが脂質のこと。肉やバターに含まれる飽和脂肪酸はなるべく控えましょう。豚バラ肉などの脂質の多いたんぱく質より鶏ささみや鶏むね肉、牛肉なら赤身など低脂質のものを選ぶのがベスト。脂質の量はだいたい1食15〜20g以下を目安に。植物性たんぱく質も上手にとり入れると安心です。青背魚など脂質の高い動物性たんぱく質もありますが、こちらは体にいい不飽和脂肪酸なので気にする必要はありません。

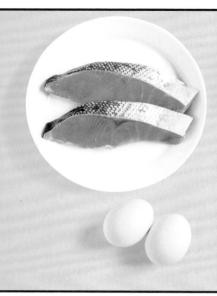

ロイシンを多く含む肉、魚介、卵、乳製品を1日3食しっかり食べる

ロイシンは、筋肉合成を高める作用が非常に高いアミノ酸です。筋肉を増やすための司令塔である細胞内の遺伝子に、筋肉をつくるよう働きかける役割を担っています。良質なたんぱく質源といわれる、肉、魚介、卵、乳製品などは、いずれもロイシンが豊富なので、毎日の食事にとり入れていきましょう。また、食事は抜かずに3食しっかり食べることも大切です。

動物性たんぱく質のとり入れ方

筋肉を効率的につけるためには、動物性たんぱく質が必須です。
毎日の食事で上手にとり入れる方法を理解しましょう。

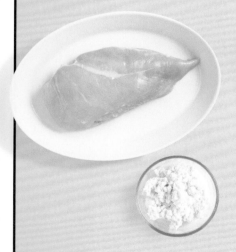

低脂質のものを選ぶと速やかに筋肉になりやすい

筋肉を効率的に増やしたい場合、食べ物のたんぱく質は少しでもスピーディーに消化されるほうが有利です。そのため、消化吸収をゆるやかにしてしまう脂質を一緒にとることは、なるべく避けるようにしましょう。肉には多かれ少なかれ脂質が含まれていますが、できるだけ脂質が低めのものを選べば大丈夫です。鶏ささみや鶏むね肉（皮なし）のほか、牛肉なら赤身を選ぶことをおすすめします。

豆、大豆製品、穀類から植物性たんぱく質をとり入れる

植物性たんぱく質を含む食材の代表格である豆や大豆製品は、必須アミノ酸のバランスがよい良質なたんぱく質源です。含有率が肉より低いとはいえ、ロイシンも含まれているので筋肉合成に役立ちます。食材を選ぶ際は、豆腐なら絹ごしよりもたんぱく質量の多い木綿にすること。また、ピーナッツはたんぱく質が豊富なもののカロリーも高いので、ダイエットの際には避ける、といったことに注意しましょう。

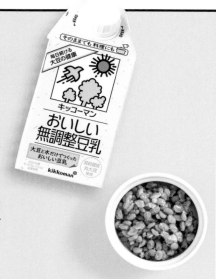

植物性たんぱく質のとり入れ方

植物性たんぱく質も、筋肉を増やすうえでの強い味方になります。
その特徴や上手なとり入れ方をマスターしましょう。

低脂質・低エネルギーだから体重が落ちやすい

豆や大豆製品には脂質がほとんど含まれておらず、低エネルギーでもあるため、たくさん食べても脂肪がつく心配はありません。筋肉を速く合成するという点では、動物性たんぱく質に軍配が上がりますが、大豆のたんぱく質には、脂肪の分解に関連するホルモンの分泌を高める働きがあるとされています。ダイエットをしながら筋肉をつけたいのなら、豆や大豆製品で植物性たんぱく質も積極的にとるとよいでしょう。

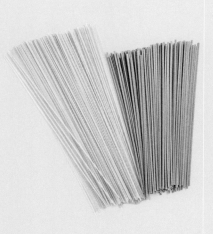

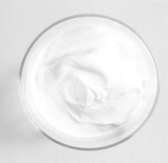

筋肉の合成を高めるアミノ酸を意識して

体をつくるうえで大きな働きをするたんぱく質がBCAA（分岐鎖アミノ酸）です。これは、必須アミノ酸のバリン、ロイシン、イソロイシンの総称で、筋肉の合成を高める、分解を抑えるなどの働きがあります。特に注目されているのが、ロイシン。筋肉細胞内の遺伝子に働きかけ、「筋肉をつくれ」という指令を出させることで、筋肉の合成を促進させるのです。筋トレの前後には、ロイシンが豊富な食材をとり入れましょう。

筋肉の合成を高める
BCAA（分岐鎖アミノ酸）のこと

Branched Chain Amino Acidsの略称が、BCAA。
筋肉をつけるためにたんぱく質をとるのなら、知っておきたい成分です。
また、DIAASについてもチェックしてみましょう。

ロイシンの含有率が高いたんぱく質

1位	ホエイプロテイン	ヨーグルトの上澄みに含まれるたんぱく質が主成分のプロテイン。消化吸収がよく、スピーディーに筋肉を合成します。
2位	ミルクプロテイン	牛乳のたんぱく質である、カゼインプロテインとホエイプロテインからなるプロテイン。消化しやすく工夫されています。
3位	カゼインプロテイン	牛乳に含まれるたんぱく質のカゼインプロテインが主成分のプロテイン。吸収がゆっくりで、腹もちがよいのが利点。
4位	牛肉	
5位	卵	食事からとるなら、ロイシン含有量の多い牛肉、卵、白身魚を積極的に食べるとよいでしょう。
6位	白身魚	

消化性必須アミノ酸スコア DIAASのこと

DIAAS（消化性必須アミノ酸スコア）とは、たんぱく質の新たな評価基準のこと。今までのたんぱく質の質を表す指標は、20種類のアミノ酸のなかでも体内で合成できない9種類のアミノ酸（必須アミノ酸）が必要量に対してどれぐらい含まれているかを示す数値、アミノ酸スコアでした。これを基本にして、必須アミノ酸の消化吸収率を加えたものがDIAASです。かまぼこや牛乳、ゆで卵などが消化吸収率が高いことがわかります。

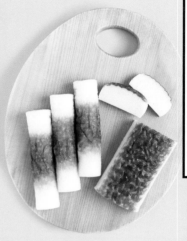

食品およびたんぱく質素材のDIAAS

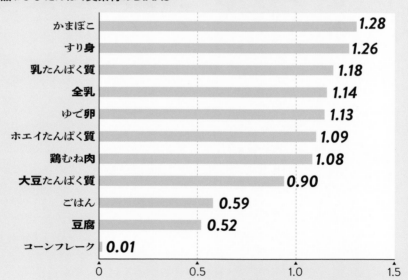

食品	DIAAS
かまぼこ	1.28
すり身	1.26
乳たんぱく質	1.18
全乳	1.14
ゆで卵	1.13
ホエイたんぱく質	1.09
鶏むね肉	1.08
大豆たんぱく質	0.90
ごはん	0.59
豆腐	0.52
コーンフレーク	0.01

＊かまぼこ及びすり身の値は公益財団法人山口県予防保健協会食品環境検査センターによる分析結果を基に算出。ほかは、植木暢彦（2022）：魚肉タンパク質と魚肉ペプチドでスポーツに適した体に、アクアネット；25:27-32およびPhillips S.et al.Front.; 4: 1-10（2017）の値を参照

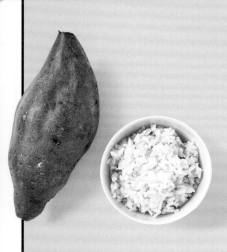

糖質

太りそうと敬遠されがちな栄養素。筋肉づくりには必要不可欠

筋肉を増やすには、ごはんなどの糖質も大切。適度にとり入れれば、エネルギー不足によって起こる筋肉の分解が防げます。特に運動後は、牛乳や加糖タイプの飲むヨーグルトなどで、たんぱく質と糖質を一緒に補給するのがおすすめです。スピーディーに吸収されて、筋肉の疲労を癒します。はちみつをかけたヨーグルトもよいでしょう。

主な食材

主食（ごはん／パン／うどん／そば／パスタなど）、いも類（じゃがいも／さつまいもなど）、甘味料（砂糖／はちみつ）、果物

筋肉をつけるために重要なその他の栄養素

たんぱく質だけを一生懸命食べていても、筋肉はつきません。
筋肉の合成を促す栄養素を含む食品と一緒に食べましょう。

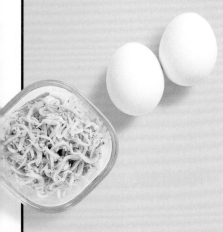

ビタミンD

きのこや魚介類に含まれ、筋肉の合成に有効なビタミン

カルシウムの吸収を助け、骨の健康を維持する働きなどが知られているビタミンDは、筋肉の合成にも関わっていることが最近になってわかってきました。日光を浴びることでビタミンDは体内でつくられますが、これとあわせて、魚介、卵、きのこといったビタミンDを含む食品を意識してとり入れるとよいでしょう。

主な食材

魚介類（まぐろ／かつお／いわし／鮭／ぶり／さんま／さば／しらす干しなど）、きのこ（干ししいたけ／きくらげなど）、卵

カルシウム

歯や骨を丈夫にするだけじゃない！ 筋肉をスムーズに動かす効果も

カルシウムは骨や歯を構成するだけでなく、血中にも存在し、神経の働きや筋肉の収縮などに関わっています。非常に重要な栄養素であるにもかかわらず、日本人に不足しがち。牛乳や小魚、大豆製品、海藻類などを意識して食べるようにしましょう。カルシウムを十分にとって運動すれば、骨粗しょう症の予防にもなります。

主な食材
乳製品（牛乳／ヨーグルト／チーズなど）、大豆製品（納豆／高野豆腐など）、海藻類（ひじき／わかめなど）、ちりめんじゃこ、桜えび

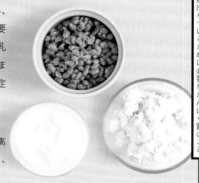

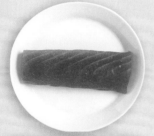

ビタミン B 群

糖質、脂質、たんぱく質の代謝を助けて疲労を回復

補酵素として働く栄養素で、豚肉やレバー、鮭、かつお、まぐろなどに多く含まれています。糖質、脂質、たんぱく質の代謝を助けて、疲労を回復させる働きもあります。

主な食材
肉類（豚肉／鶏ささみ／レバーなど）、魚介類（鮭／まぐろ／かつお／うなぎなど）、野菜・いも・果物類（バナナ／さつまいも／赤パプリカなど）

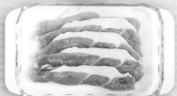

ビタミン C

筋トレなどの運動によって発生する活性酸素を抑制

骨や腱の構成要素で、コラーゲンの合成にも関与。また、筋トレや有酸素運動時に発生して老化の一因となる活性酸素に対抗する、優れた抗酸化物質です。パプリカやブロッコリーなどに豊富に含まれます。

主な食材
野菜・いも・果物類（赤パプリカ／ブロッコリー／トマト／芽キャベツ／じゃがいも／さつまいも／いちご／レモン／キウイフルーツなど）

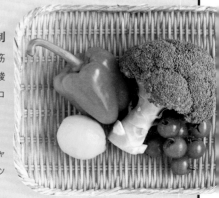

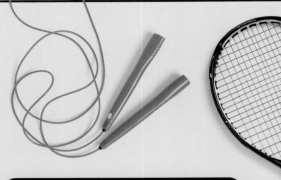

持久系トレーニング

筋肉を長時間動かす「筋持久力」と、心肺機能を高める「全身持久力」を鍛えるトレーニング、それぞれの栄養のことを理解しましょう。

トレーニング別
効果が高まる栄養のこと

トレーニングは、大きく2種類に分けられます。持久系トレーニングと筋力系トレーニングに必要な栄養について理解しましょう。

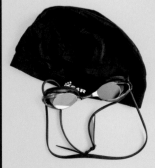

長距離マラソン、水泳など
持久系トレーニングをする人の
たんぱく質量は
体重1kgあたり1.8gが目安

長時間走り続けてもスタミナ切れにならない体づくりのために、持久力トレーニングは重要です。持久力には「全身持久力」と「筋持久力」があります。全身持久力は、体全体の筋肉と心肺機能を使った運動を長く続ける能力のことで、ジョギングやサイクリング、水泳など。一方、筋持久力は、筋肉自体を長時間動かせる能力のことで、腕立て伏せやスクワットなどです。これらのトレーニングを行うときは、高糖質、高たんぱく質を心がけて。長時間全身の筋肉を使い続けるため、必要なたんぱく質量は、体重1kgあたり1.8gと多いのも特徴です。

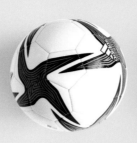

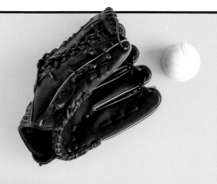

筋力系トレーニング

筋力を向上させることを目的とするトレーニングには、
どのような栄養が必要になるのでしょうか。
詳しく見ていきましょう。

サッカーや野球など筋力系トレーニングをする人のたんぱく質量は体重1kgあたり1.6gが目安

サッカーや野球、ボクシングなどさまざまなスポーツにおいて、筋力や
パワーをアップするトレーニングが必要です。筋肉を増やす「筋肥大」、
力を強くする「筋力アップ」など、それぞれの目的に適したトレーニン
グを行います。これらの筋力トレーニングをする場合に必要なたんぱ
く質量は、体重1kgあたり1.6gが目安。今持っている筋肉をつくり替え
る、すなわち、古いたんぱく質を新しくリモデリング（再構築）するため
にたんぱく質が必要になるだけでなく、筋肉をさらに増やすためにも、
より多くのたんぱく質が必要となるというわけです。

memo

トレーニングのあとは、しっかりと休養すること

トレーニングのあとは、筋肉がダメージを受けた
状態に。必須アミノ酸やロイシンを多く含むたん
ぱく質をしっかりとり、十分な休養を。睡眠不足
は筋力トレーニングの効果を下げるとのデータ
もあるので注意が必要です。

たんぱく質をとるのは筋トレの前後どちらがよい？

たんぱく質を摂取するタイミングは、筋トレの前後どちらがよいのでしょうか。プロテインを摂取してそれぞれを比べた実験によれば、筋肉への効果に大きな差はありませんでした。大事なのは、たんぱく質の摂取と筋トレはセットにすること。その際たんぱく質を食事からとる場合は、筋トレはその前に。ただし、空腹の状態で筋トレをすると、アミノ酸が運動で利用されるので、運動前にしっかりと食べることが難しい場合は、軽めの食事→筋トレ→たんぱく質が多い食事がおすすめです。

トレーニング前後のたんぱく質のとり方
［筋トレ時］

筋トレやランニングをするなら、必要な栄養を計画的に摂取することも重要です。しっかりと筋肉をつけるためのポイントを知りましょう。

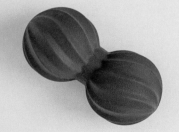

memo

たんぱく質補給のタイミングは運動とワンセットとして考える

運動中の体は、カタボリックになり筋肉が分解されている状態ですが、運動後は、アナボリックに切りかわって筋肉がつくられはじめます。そこで、筋肉の材料となるたんぱく質を運動の際に補給すれば、筋肉の合成がスムーズに進むのです。逆にたんぱく質が不足していると、カタボリックがどんどん進行。せっかくの運動の効果が半減してしまいます。つまり、運動とたんぱく質補給はワンセット。切り離せないのです。

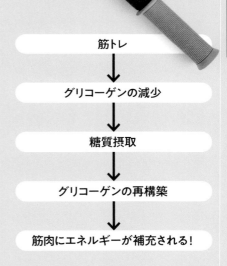

筋肉をつけるためには糖質も一緒にとること

筋肉の材料はたんぱく質ですが、筋肉をつけるには糖質も必要です。糖質は普段、グリコーゲンという形で筋肉に蓄えられていて、筋肉を使うときにエネルギー源となります。筋トレをすると、糖質が消費されて、筋肉内のグリコーゲンが減少した状態に。ここで糖質を摂取すれば、それが速やかに筋肉へと運ばれ、グリコーゲンとして再構築されるのです。糖質を摂取しなければエネルギーが不足し、筋肉の分解が進んでしまいます。

筋トレをしない日もたんぱく質は1食20gを

筋肉は、筋トレをしたあと24～48時間のうちにつくられることがわかっています。つまり、筋トレをしない日でも筋肉は着々とつくられているのです。そのため、筋肉の材料となるたんぱく質を積極的にとる必要があり、1食につき20gのたんぱく質摂取量をキープすることが重要です。また、空腹でいるとカタボリックが進んでしまうので、間食も利用しながら、食事をとるタイミングを工夫しましょう。

筋トレ

↓

グリコーゲンの減少

↓

糖質摂取

↓

グリコーゲンの再構築

↓

筋肉にエネルギーが補充される！

---

memo

筋肉は運動後に強化される！

筋トレや運動中の体は筋肉が分解されている状態になりますが、筋トレや運動をした1～2時間後には筋肉の合成が始まります。そのタイミングでたんぱく質を摂取することで相乗効果が得られ、筋肉が強化されるのです。

トレーニング前後のたんぱく質のとり方
［ランニング時］

筋肉を増やしたいなら、ランニング時の栄養のとり方には要注意。
間違えると、筋肉を減らしてしまうばかりでなく体を壊すことも。

ランニング中は筋肉から分解された アミノ酸がエネルギーに使われる

ランニングでは筋トレのように筋肉を使うイメージはありませんが、実際には全身の筋肉を激しく動かしています。また、ランニング中は糖質や脂質を消費するだけでなく、筋肉を分解してアミノ酸として使っています。こうして失われたたんぱく質を補給しなければ、筋肉はどんどん減ってしまうのです。気づかず走り続けると、やがて体はランニングに耐えられなくなり、ケガを負うことにもなりかねません。

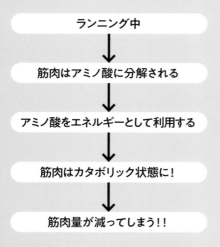

ランニング中

↓

筋肉はアミノ酸に分解される

↓

アミノ酸をエネルギーとして利用する

↓

筋肉はカタボリック状態に！

↓

筋肉量が減ってしまう！！

memo
毎日走り続けることが多い ランナーにこそたんぱく質は必須

筋肉を休める日を設定する筋トレと違い、ランニングは毎日続ける、しかも長時間走るという人がたくさんいるようです。筋肉を休みなく酷使するので、疲労がたまるうえ、筋肉のカタボリックも進んでいきます。筋肉をつけるためというよりも、激しい運動に耐えられる体を維持するため、ランナーにこそ、たんぱく質が必須なのです。

効果的なたんぱく質のとり入れ方

朝 ラ ン の 人

走る前に
たんぱく質＋糖質を補給。
走ったあとは
BCAAの高い食事を

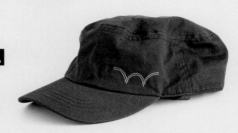

朝起きて空腹のまま走るランナーも多いようですが、これはNG。ランニングで使われるエネルギーを確保するために、たんぱく質と糖質を補給しておきましょう。飲むヨーグルトなど、消化・吸収されやすいものが◎。また、汗で塩分が失われるので、あらかじめ塩分をとることも重要。走ったあとは、ランニングで分解された筋肉を補うためにBCAAの豊富な動物性たんぱく質を摂取して。筋肉疲労の回復にも効果的です。

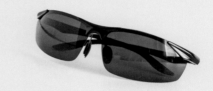

夜 ラ ン の 人

走る2時間前に
エネルギー補給を。
走ったあとはBCAAの高い
高たんぱく&低脂質の食事を

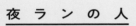

エネルギー源となる糖質をこまめにとって、カタボリックの進行を防ぐことがポイント。夜に走るなら、その2時間くらい前に糖質をとって、ランニングに必要なエネルギーを確保しましょう。ランニング後は、たんぱく質が豊富な食事を。ダイエットが目的なら、脂質の低いメニューを選ぶとよいでしょう。活動量の低い夜にカロリーをとりすぎると、余分なエネルギーが脂肪として蓄えられてしまいます。

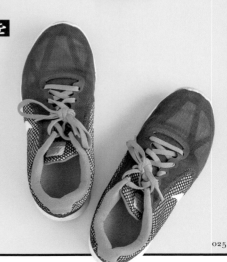

筋トレ Q&A

Q 筋トレ後にアルコールを飲んでもいい?

A アルコールは筋トレの直後はNG!

筋トレをすると、1〜2時間後に筋肉の合成が始まり、プロテインをとることで相乗効果が得られます。しかしここでアルコールを飲むと、筋肉の合成が30〜40%に減少してしまうことになります。研究では、筋トレ後にプロテインとアルコールを摂取する場合と、何も摂取しない場合の筋肉合成量を比較した結果、何も摂取しないほうが筋肉は合成される、という報告があります。たとえプロテインを摂取したとしても、同時にアルコールも摂取してしまえば、せっかくのプロテインの効果を抑えてしまうので注意しましょう。

Q 糖質オフの食事と筋トレの組み合わせはOK?

A 引き締まったボディを手に入れたいなら適度に糖質をとって

引き締まった筋肉質なボディラインを手に入れたいのなら、糖質も適度にとるのがベターです。筋トレをすると、筋肉に蓄えられた栄養が使われて、体はエネルギー不足に。このとき、血糖値が低いままだと、筋肉を分解してエネルギーとして使ってしまいます。これでは糖質オフダイエットでごはんやパン、麺を我慢するなどの努力も水の泡です。筋トレ後、糖質が筋肉に吸収されやすくなっているタイミングで糖質をとり入れるのがおすすめです。もちろんたんぱく質も消耗しているので、あわせて補給しましょう。

Q 筋トレ後にサウナに入るとやせる?

A サウナでは水分が抜けるだけ!

サウナで汗を大量に流すとやせたような気になりますが、これはただの勘違い。細胞から水分が抜けるので体重が減ることもあるものの、水分を補給すればすぐに元に戻ります。やせたいのなら、筋トレとサウナを組み合わせるのではなく、有酸素運動を組み合わせましょう。体脂肪を燃やすだけでなく、血流がよくなるので栄養が体のすみずみまで行き渡りやすくなり、筋肉の材料となるアミノ酸が速やかに筋肉へ届けられ、筋肉が効率よく合成されるようになります。代謝もアップするので筋トレ＋有酸素運動が効果的です。

Part **2**

筋肉をつけるためにおすすめの

たんぱく質&
脂質食品
データBOOK

筋トレをして効率よく筋肉をつけたい人や、
引き締まったボディを手に入れたい人は必見！
高たんぱく＆低脂質の食品のランキングや、
おすすめの市販食品、外食メニューなどをご紹介します。

動物性の高たんぱく&低脂質食品

Best 25

肉や魚介からたんぱく質をとり入れるなら、
具体的にどんな食材や部位を選ぶのかも重要です。
ここでチェックしてみましょう。

no.1 びんちょうまぐろ

**たんぱく質、ビタミンB群が豊富で
筋肉の合成を効率的に促す**

ツナ缶の原料のひとつとしても有名なまぐろ
の一種。一般的なまぐろよりも身の色が白
いため、ホワイトミートとも呼ばれます。脂
質が少なく、たんぱく質が豊富で、代謝や
筋肉の合成を促すビタミン、ミネラルが豊富。

1食分（100g）

動物性たんぱく質	21.6 g	エネルギー	111 kcal
脂質	0.6 g	ロイシン	2000 mg

no.2 ほっけ（開き干し）

**旨みと栄養がぎゅっと詰まった身を
ふっくら焼いて**

干すと水分が抜け、たんぱく質や旨み成分
が凝縮されておいしくなります。また、カル
シウムの多さが魚のなかでもトップクラス。
そのうえ、カルシウムの吸収を助けるビタミ
ンDも含んでいて、筋肉への効果も大。

1食分（120g）

動物性たんぱく質	21.6 g	エネルギー	193 kcal
脂質	10.0 g	ロイシン	2040 mg

no.3 まがれい

**身がやわらかく、
筋肉に必要な栄養が豊富**

白身魚のなかで、たんぱく質とロイシンを
もっとも多く含んでいます。脂質をエネル
ギーに変えるために必要な、ビタミンB2が
豊富なのも特徴です。ヒレを動かしている筋
肉が「えんがわ」で、コラーゲンがたっぷり。

1食分（120g）

動物性たんぱく質	21.4 g	エネルギー	107 kcal
脂質	1.2 g	ロイシン	2040 mg

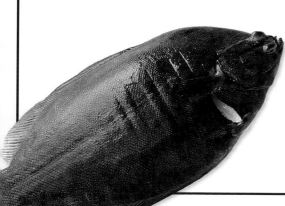

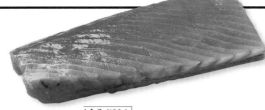

no.4 かつお（春獲り）

あっさりした味わいの赤身で
エネルギーの代謝にも効果的

EPAとDHAが豊富で、必須アミノ酸のバランスが◎。初がつおには脂が少なく、旨みがたっぷりです。たんぱく質、脂質、炭水化物のエネルギー代謝に必要なナイアシンが、魚のなかでも特に多く含まれています。

1食分（100g）			
動物性たんぱく質	**20.6** g	エネルギー	**108** kcal
脂質	**0.4** g	ロイシン	**1800** mg

no.5 くろまぐろ（養殖／赤身）

赤身が濃厚な刺身の王様は
鉄分などの栄養も豊富

たんぱく質は赤身に豊富。血合い部分には、全身に酸素を運ぶ役割もする鉄分や、体温や血圧を一定に保つために不可欠なタウリンなどが含まれています。EPAとDHAのほか、ナイアシンやビタミンB₆が多いのも特徴。

1食分（100g）			
動物性たんぱく質	**20.5** g	エネルギー	**153** kcal
脂質	**6.7** g	ロイシン	**1800** mg

no.6 鶏ささみ（若鶏）

消化吸収がいいたんぱく質の宝庫！

高たんぱくなのはもちろん、低エネルギー、低脂質でダイエットしながら筋肉をつけたい人におすすめ。消化吸収がよく、ビタミンB₆が豊富なので、筋肉合成を効率よく促します。まとめてゆでて毎日食べるのも◎。

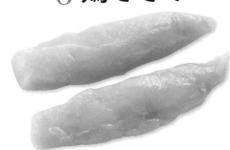

1食分（100g）			
動物性たんぱく質	**19.7** g	エネルギー	**98** kcal
脂質	**0.5** g	ロイシン	**1900** mg

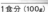

no.7 豚ロース肉（大型種／赤肉）

豚肉のなかでも特に筋肉づくりに向いている部位

豚肉のなかでたんぱく質の含有量トップ。適度な脂肪に旨みがあり、ソテーなどにしても。ビタミンB群が多いことから、たんぱく質を分解して筋肉をつくるためにしっかり働きます。

1食分（100g）			
動物性たんぱく質	**19.7** g	エネルギー	**140** kcal
脂質	**5.1** g	ロイシン	**1800** mg

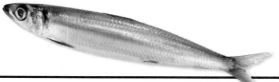

no.8 鶏むね肉 （若鶏／皮なし）

**ヘルシーな食事に大活躍してくれる
手ごろな食材**

手軽においしく食べられるサラダチキンでもおなじみの
部位。鶏肉のなかでも、たんぱく質が多く含まれていま
す。低脂質・低エネルギーなのもうれしいところ。肉の
なかではロイシンを多く含み、筋肉の回復に最適です。

1食分（100g）			
動物性たんぱく質	**19.2** g	エネルギー	**105** kcal
脂質	**1.6** g	ロイシン	**1800** mg

no.9 紅鮭

**鮭を食べるなら
一般的な白鮭よりも紅鮭を**

たんぱく質が多いだけでなく、赤い色素のアスタキサン
チンが含まれ、脂肪を燃焼させて代謝を上げる効果も。
アスタキサンチンは抗酸化作用もあり美容効果も期待
できる、うれしい成分です。

1食分（100g）			
動物性たんぱく質	**18.6** g	エネルギー	**127** kcal
脂質	**3.7** g	ロイシン	**1800** mg

no.10 豚ヒレ肉 （大型種／赤肉）

**豚肉の部位のなかで
もっともやわらかい**

脂肪が少ないので消化が速く、たん
ぱく質が筋肉に吸収されやすいという
利点が。豚肉のなかではビタミンB₁の
含有量がダントツです。豚1頭からと
れる量がわずかで、貴重な部位。

1食分（100g）			
動物性たんぱく質	**18.5** g	エネルギー	**118** kcal
脂質	**3.3** g	ロイシン	**1800** mg

no.11 うるめいわし

**カルシウムの吸収率をアップする
ビタミンDが豊富！**

目が大きく潤んだように見えるため「うるめい
わし」と名づけられています。めざしは、うるめ
いわしを乾燥させたもの。カリウム、リン、カル
シウムのほか、カルシウムの吸収率をアップす
るビタミンDが豊富なのも特徴。

1食分（100g）			
動物性たんぱく質	**18.4** g	エネルギー	**124** kcal
脂質	**3.6** g	ロイシン	**1700** mg

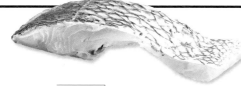

no.12 真鯛（養殖／皮つき）

白身魚のなかでも栄養と旨みが
たっぷりな高級魚

EPAやDHAの含有量は、白身魚のなかでも上位に入っています。アミノ酸がバランスよく含まれているほか、旨み成分であるイノシン酸による味のよさも特徴です。

1食分（100g）			
動物性たんぱく質	18.1 g	エネルギー	160 kcal
脂質	7.8 g	ロイシン	1700 mg

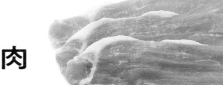

no.13 豚もも肉（大型種／赤肉）

脂肪が少ない豚肉の赤身といえばこの部位

赤身の代表的な部位。脂肪は少なめで、きめ細かくやわらかな肉質です。焼き豚などブロックのまま調理するのにも向いています。外ももはかためなので、薄切りにして煮るといいでしょう。

1食分（100g）			
動物性たんぱく質	18.0 g	エネルギー	119 kcal
脂質	3.1 g	ロイシン	1700 mg

no.14 さわら

1食分（100g）			
動物性たんぱく質	18.0 g	エネルギー	161 kcal
脂質	8.4 g	ロイシン	1600 mg

ほぼ1年中出回る青背魚で健康的に筋肉づくりを

身がとてもやわらかい青背魚です。魚のなかでは、カリウムの含有量がトップクラス。また、ビタミンB2とナイアシンも豊富で、EPAやDHAも含んでいます。

no.15 牛サーロイン肉（乳用肥育／赤肉）

サーロインを食べるなら赤身を選ぶのがベスト

背中からとれる肉。やわらかくて味がよいものの、霜降りが多いことから脂肪分が多めなので、赤身を選ぶのがベストです。厚切りにすると、十分な食べ応えを感じられます。

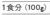

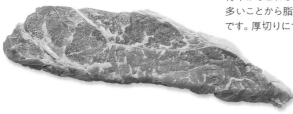

1食分（100g）			
動物性たんぱく質	18.0 g	エネルギー	167 kcal
脂質	8.8 g	ロイシン	1700 mg

no.16 牛もも肉
（乳用肥育／赤肉）

**より脂肪の少ない部位で
効果的な筋肉づくりを**

外もも肉より、脂肪が少ない内もも肉のほうが筋肉づくりにはおすすめ。牛肉のなかでは、肩ロース肉や肩肉と並び亜鉛を多く含んでいる部位で、髪の健康などにも役立ちます。

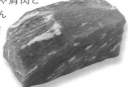

1食分（100g）

動物性たんぱく質	17.9 g	エネルギー	130 kcal
脂質	4.2 g	ロイシン	1800 mg

no.17 牛ランプ肉
（乳用肥育／赤肉）

**牛肉のなかでは
たんぱく質の含有量トップクラス**

牛サーロイン肉、牛もも肉と同様に、たんぱく質を多く含んでいる部位です。腰からももものあたりの肉で、きめが細かく、やわらかい。クセのない味わいも特徴。適度な脂肪もあります。

1食分（100g）

動物性たんぱく質	17.9 g	エネルギー	142 kcal
脂質	5.3 g	ロイシン	1800 mg

no.18 牛ヒレ肉
（乳用肥育／赤肉）

脂質を抑えるなら、輸入牛肉を選んで

脂肪が少なく、やわらかい赤身といわれていますが、国産や和牛のヒレ肉は脂質がやや高め。一方、輸入された牛肉の脂質は4.2g（100g中）なので、脂質を抑えたいときは、輸入牛肉を選んで。

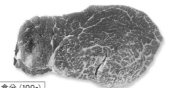

1食分（100g）

動物性たんぱく質	17.7 g	エネルギー	177 kcal
脂質	10.1 g	ロイシン	1700 mg

no.19 はまち（養殖／皮なし）

**成長するごとに呼び名が変わる
出世魚**

はまちは40〜60cmほどの大きさで、80cm以上になるとぶりと呼ばれる青背魚。高たんぱくでビタミンB群やビタミンDが多いほか、EPAやDHAも豊富。

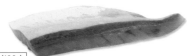

1食分（100g）

動物性たんぱく質	17.6 g	エネルギー	180 kcal
脂質	9.9 g	ロイシン	1600 mg

no.20 ラムもも肉（脂身つき）

**ダイエットに効果的な
脂肪を燃やすカルニチンも豊富**

脂肪燃焼効果のあるカルニチンを多く含んでいるのが特徴。羊肉のなかでも脂肪が少なく、あっさりしていて食べやすい部位です。生後1年未満の子羊肉をラムと呼びます。

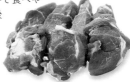

1食分（100g）

動物性たんぱく質	17.6 g	エネルギー	164 kcal
脂質	10.3 g	ロイシン	1700 mg

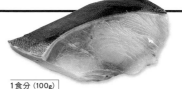

no.21 かんぱち

出世魚が成長した最終形で栄養がたっぷり

はまちと同様、大きさによって呼び名が変わる出世魚。たんぱく質のほか、EPAとDHA、ビタミンDが豊富なので進んで食べたい食材です。特に刺身で食べるのが◎。

1食分（100g）			
動物性たんぱく質	17.4 g	エネルギー	119 kcal
脂質	3.5 g	ロイシン	1600 mg

no.22 牛肩肉 （乳用肥育／赤肉）

煮込んで食べることで栄養を余すことなく摂取

肉の色が濃いめ。脂肪は少なく、ややかたい肉質なので、煮込み料理に最適です。ゼラチン質が多く、煮込んだスープにたっぷり溶け出すので、残さず食べるのがベスト。

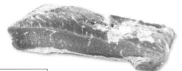

1食分（100g）			
動物性たんぱく質	17.4 g	エネルギー	138 kcal
脂質	5.7 g	ロイシン	1700 mg

no.23 ししゃも （生干し）

骨まで丸ごと食べられるからカルシウム補給に

焼きししゃもは、頭から尾まで骨ごと食べられるから、カルシウム補給にぴったり。DHA＆EPAも多く、リンやマグネシウムも含まれるので、骨や筋肉の形成に役立ちます。

1食分（100g）			
動物性たんぱく質	17.4 g	エネルギー	152 kcal
脂質	7.1 g	ロイシン	1700 mg

no.24 まあじ （皮つき）

栄養成分の約20%がたんぱく質。青背魚のなかでは低脂質

たんぱく質が豊富で、ほかの青背魚に比べてアミノ酸の一種であるタウリンが豊富なので、疲労回復にも。また、低エネルギー、低脂質だからダイエット中にもおすすめ。

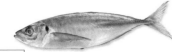

1食分（100g）			
動物性たんぱく質	16.8 g	エネルギー	112 kcal
脂質	3.5 g	ロイシン	1500 mg

no.25 豚肩ロース肉 （大型種／赤肉）

脂肪が多めの部位は調理法を工夫して

脂肪が粗く混ざった赤身。ひき肉や薄切り肉、ブロック肉として、いろいろな料理に使われます。豚赤身のなかでは脂質が多くエネルギーが高めなので、下ゆですると◎。

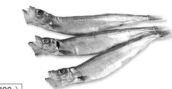

1食分（100g）			
動物性たんぱく質	16.7 g	エネルギー	146 kcal
脂質	7.1 g	ロイシン	1600 mg

植物性の高たんぱく&低脂質食品

Best 25

豆や大豆製品、穀類などのたんぱく質&脂質量をチェック。
豆腐のように、食材の種類による含有量の違いなども
知っておくと便利です。

no.1 高野豆腐 (乾燥)

豆腐の栄養が凝縮され、保存にも便利な食材

凍らせて乾燥させた豆腐のことで、凍り豆腐とも呼ばれます。豆腐の栄養が詰まっていて、脂肪燃焼の効果があるアミノ酸も豊富。粉末状にすりおろせば、ヘルシーな揚げ衣などとしても活用できます。

1食分 (40g)

植物性たんぱく質	19.9 g	エネルギー	198 kcal
脂質	12.9 g	ロイシン	1800 mg

no.2 大豆 (炒り)

アミノ酸スコアが満点という植物性食材の優等生

豆類のなかではダントツのたんぱく質量で、植物性で数少ない、アミノ酸スコアが100の食材。女性ホルモンのバランスを整える効果のある、イソフラボンを含んでいることでもおなじみ。また、カリウムも豊富。

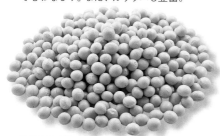

1食分 (50g)

植物性たんぱく質	17.5 g	エネルギー	215 kcal
脂質	10.1 g	ロイシン	1600 mg

no.3 スパゲッティ・マカロニ (乾燥)

GI値は低いものの食べすぎには要注意

原料の小麦粉にデュラムセモリナが使われており、良質なたんぱく質が含まれています。食べたあとに血糖値が上がりにくいのもうれしいところ。噛み応えのあるショートパスタが特におすすめです。

1食分 (100g)

植物性たんぱく質	12.0 g	エネルギー	347 kcal
脂質	1.5 g	ロイシン	1000 mg

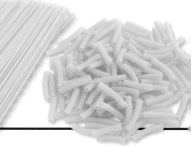

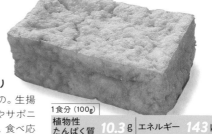

no.4 そば（乾燥）

筋トレ中の食事で
主食に迷ったらこれ！

主食類のなかでもたんぱく質を多く含んでいます。アミノ酸スコアは90以上。また、ポリフェノールの一種であるルチンが豊富なのも特徴のひとつで、血管の健康維持をサポートするのに役立ちます。

1食分（90g）			
植物性たんぱく質	**10.5**g	エネルギー	**310**kcal
脂質	**1.9**g	ロイシン	**828**mg

no.5 厚揚げ

食べ応えがあるからダイエット中にぴったり

厚切りにした木綿豆腐を、水きりして揚げたもの。生揚げともいいます。たんぱく質のほか、レシチンやサポニンといった大豆由来の栄養が含まれているうえ、食べ応え満点。脂質が気になるなら油抜きを。

1食分（100g）			
植物性たんぱく質	**10.3**g	エネルギー	**143**kcal
脂質	**10.7**g	ロイシン	**920**mg

no.6 あわ（精白種）

貧しい食事というイメージのままでは
もったいない

甘みがあり、もっちりとした食感で食べやすい穀物。ごはんのように炊くほか、団子や飴の原料にも使われます。たんぱく質以外にも、鉄分も多く含んでいるのが特徴で、ミネラルの補給源としてもぴったりです。

1食分（100g）			
植物性たんぱく質	**10.2**g	エネルギー	**346**kcal
脂質	**4.1**g	ロイシン	**1500**mg

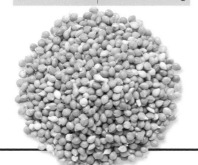

no.7 ささげ（乾燥）

小豆の代わりとして使うのにぴったり

一般的に出回っているものは小豆に似ていますが、小豆よりもたんぱく質を多く含んでいます。代謝を促すビタミンB群も豊富。ほかの豆に比べると亜鉛が多め。亜鉛は、細胞をつくり体の成長を助けます。

1食分（50g）			
植物性たんぱく質	**9.8**g	エネルギー	**140**kcal
脂質	**0.7**g	ロイシン	**900**mg

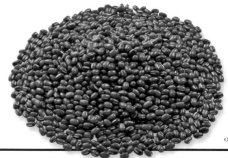

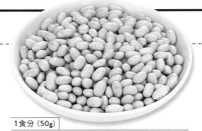

no.8 いんげん豆 （乾燥）

種類によって白や赤など色が異なり形もさまざま

世界中に多くの種類が存在。総じてカルシウムが比較的多く、食物繊維も含みます。日本では金時豆が主流で、煮豆や甘納豆に使われます。白色系のものは、白あんなどに。

1食分 (50g)			
植物性たんぱく質	8.9 g	エネルギー	140 kcal
脂質	0.8 g	ロイシン	850 mg

no.9 青えんどう （乾燥）

完全に熟した豆には栄養がぎっしり

うぐいすあん、甘納豆でおなじみ。豆類のなかではビタミンB$_1$が多く含まれています。完熟する前の状態に、さやえんどう、グリーンピースなどがあります。

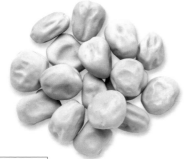

1食分 (50g)			
植物性たんぱく質	8.9 g	エネルギー	155 kcal
脂質	0.8 g	ロイシン	750 mg

no.10 食パン （角形）

**ハムやチーズと組み合わせて
アミノ酸バランスUP**

炭水化物が主成分の小麦製品のひとつ。バターや砂糖をどのくらい使っているかによって、栄養成分は異なります。たんぱく質は6枚切り2枚分で5g以上摂取できるのがうれしい。

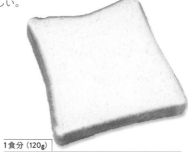

1食分 (120g)			
植物性たんぱく質	8.9 g	エネルギー	298 kcal
脂質	4.4 g	ロイシン	708 mg

no.11 そうめん・ひやむぎ （乾燥）

1食分 (100g)			
植物性たんぱく質	8.8 g	エネルギー	333 kcal
脂質	1.0 g	ロイシン	700 mg

動物性たんぱく質と一緒に食べるのがポイント

小麦粉が原料の麺。ゆで時間が短いので、思い立ったらすぐに食べられます。たんぱく質を含んではいるものの、これだけでは足りないので、肉や魚介と組み合わせて食べること。

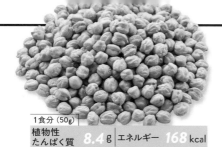

^{no.}12 ひよこ豆 （乾燥）

大豆と並び女性にとって
うれしい成分がたっぷり

ガルバンゾとも呼ばれます。大豆と並んで、イソフラボンも多く含んでいるのが特徴。豆類のなかでは、美肌や血行促進に効果的なビタミンEの含有量がトップクラスです。

1食分（50g）			
植物性たんぱく質	**8.4** g	エネルギー	**168** kcal
脂質	**2.2** g	ロイシン	**700** mg

^{no.}13 うどん （乾燥）

つるつる、シコシコした食感で食べ応え◎

小麦粉を塩水でこねてのばし、細く切って干したうどんは保存がきくので常備。100gで8gのたんぱく質がとれるうえ、脂質が低いのでトレーニング中の主食にぴったり。

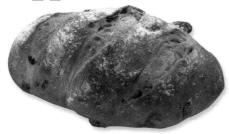

1食分（100g）			
植物性たんぱく質	**8.0** g	エネルギー	**333** kcal
脂質	**1.0** g	ロイシン	**630** mg

^{no.}14 ライ麦パン

1食分（120g）			
植物性たんぱく質	**8.0** g	エネルギー	**302** kcal
脂質	**2.4** g	ロイシン	**624** mg

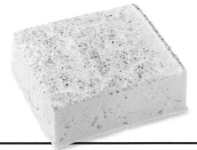

ビタミン、ミネラル、
食物繊維が豊富な主食に

精製度の高い、白い小麦粉を使った食パンと違い、ライ麦粉を使ったパンは、酸味があり重みのあるタイプ。噛み応えがあるうえ、たんぱく質を含み、低脂質なのがうれしい。

^{no.}15 焼き豆腐

1食分（100g）			
植物性たんぱく質	**7.8** g	エネルギー	**82** kcal
脂質	**5.2** g	ロイシン	**700** mg

食べ応えと栄養が
ダイエット中にはうれしい

かための木綿豆腐を厚く切って水きりしたあと、表面を焼いたもの。ぎゅっとしまっていて食べ応えがあります。カルシウムも多く含まれていることから、ダイエットに有効です。

no.16 ひきわり納豆

**豊富なビタミンKで
骨の健康もサポート**

原料の大豆をあらかじめ粗くひいているところが、糸引き納豆との違い。そのため消化がよいといわれます。ビタミンKの含有量がダントツで、骨の健康に役立ちます。

1食分（50g）			
植物性たんぱく質	7.6 g	エネルギー	93 kcal
脂質	4.9 g	ロイシン	700 mg

no.17 糸引き納豆

**納豆菌のパワーで
大豆の栄養がアップ**

一般的に納豆といえば、糸引き納豆。大豆が発酵する過程で、納豆菌の働きによってさまざまな栄養素が増えます。脂質をエネルギーに変えるビタミンB₂も豊富に含まれています。

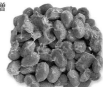

1食分（50g）			
植物性たんぱく質	7.3 g	エネルギー	95 kcal
脂質	4.9 g	ロイシン	650 mg

no.18 きな粉 （全粒大豆）

**大豆の栄養を丸ごと
手軽に摂取できる**

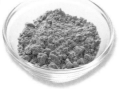

大豆を炒り、粉末にしたもの。その消化のよさは離乳食にも使えるほどです。たんぱく質やイソフラボンなど、大豆の栄養を効率よく摂取できます。牛乳に溶かして飲むとたんぱく質量アップ。

1食分（20g）			
植物性たんぱく質	6.9 g	エネルギー	90 kcal
脂質	4.9 g	ロイシン	620 mg

no.19 油揚げ

**カロリーオフのために
油抜きするのがおすすめ**

薄切りの豆腐を水きりして揚げたもの。厚揚げ同様、大豆の栄養がたっぷり含まれています。熱湯をかけて油抜きをしてから調理することで、脂質が抑えられます。

1食分（30g）			
植物性たんぱく質	6.9 g	エネルギー	113 kcal
脂質	9.4 g	ロイシン	630 mg

no.20 豆乳 （成分無調整）

1食分（200g）			
植物性たんぱく質	6.8 g	エネルギー	88 kcal
脂質	3.6 g	ロイシン	580 mg

**成分無調整のタイプを選ぶのが
ポイント**

ゆでてすりつぶした大豆を絞った液体。たんぱく質をしっかりとり入れるなら、成分無調整のものを選んで。そのまま飲んだり、スープやお菓子の材料にしたりと、使い方いろいろ。

no.21 木綿豆腐

筋肉や骨のために必要なマグネシウムがたっぷり

凝固剤を加えた豆乳を型箱に入れて、水けをきりながら固めたもの。豆腐類のなかでも、大豆の風味がよく出ています。マグネシウムの含有量がトップクラスで、カルシウムも豊富。

1食分（100g）			
植物性たんぱく質	6.7 g	エネルギー	73 kcal
脂質	4.5 g	ロイシン	600 mg

no.22 湯葉（生）

おひたしや汁物にして日常の食事に取り入れたい

豆乳を加熱して、表面にできた膜をすくい上げたもの。精進料理では、たんぱく質の補給源として欠かせません。消化吸収がよいのもポイント。京都や日光のものが有名です。

1食分（30g）			
植物性たんぱく質	6.4 g	エネルギー	65 kcal
脂質	3.7 g	ロイシン	570 mg

no.23 枝豆（冷凍）

ビタミンB₁が多いので疲労回復におすすめ

大豆のさやが青いうちに収穫したものなので、たんぱく質が多く含まれます。ビタミンB_1が多いので糖質の代謝を促して疲労回復効果が期待できます。

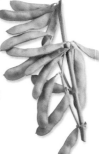

1食分（50g）			
植物性たんぱく質	5.6 g	エネルギー	72 kcal
脂質	3.6 g	ロイシン	495 mg

no.24 絹ごし豆腐

なめらかでつるんと食べやすい食感

木綿豆腐とは違い、水けをきらずそのまま固めたもの。食感がなめらか。たんぱく質が不足気味のときに、冷や奴などにしてさっと食べられます。サラダチキンなどと組み合わせてもいいでしょう。

1食分（100g）			
植物性たんぱく質	5.3 g	エネルギー	56 kcal
脂質	3.2 g	ロイシン	470 mg

no.25 ビーフン

脂質がほぼないので、消化吸収が◎

米粉で作られている麺なので、炭水化物が主成分。たんぱく質を含み、脂質も少なく消化吸収に優れているため、トレーニング中の主食に。食物繊維やビタミンB_1も多めです。

1食分（70g）			
植物性たんぱく質	4.1 g	エネルギー	252 kcal
脂質	1.1 g	ロイシン	385 mg

家で食べるならどっちがおすすめ？［肉料理編］

ロースト チキン VS 鶏ささみの ピカタ 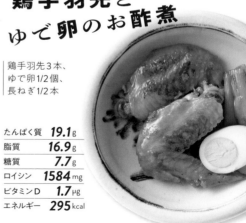 win

鶏もも肉80g、
にんにく1/2かけ、
オリーブオイル小さじ1

鶏ささみ80g、
卵1/2個、
オリーブオイル大さじ1/2

たんぱく質	13.9 g		19.9 g
脂質	14.8 g		9.2 g
糖質	0.2 g		6.7 g
ロイシン	1211 mg		1908 mg
ビタミンD	0.3 µg		1.1 µg
エネルギー	203 kcal		206 kcal

低脂質のささみと
卵を使った
ピカタが
断然おすすめ！

鶏もも肉はたんぱく質が豊富です
が、脂質が多いため、消化するの
に時間がかかります。一方、鶏さ
さみは、高たんぱくでありながら
脂質は低いので、速やかに消化

吸収され、筋肉になりやすい食
材です。また、衣に使う卵は、低脂
質なうえにロイシンの含有率が高
く、筋肉の合成を促すため、ピカ
タは優秀なダイエット料理です。

鶏むね肉の 梅煮浸し VS 鶏手羽先と ゆで卵のお酢煮

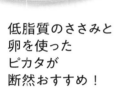 win

鶏むね肉80g、
みょうが1個、
梅干し1個

鶏手羽先3本、
ゆで卵1/2個、
長ねぎ1/2本

たんぱく質	14.2 g		19.1 g
脂質	4.5 g		16.9 g
糖質	0.6 g		7.7 g
ロイシン	1303 mg		1584 mg
ビタミンD	0.1 µg		1.7 µg
エネルギー	120 kcal		295 kcal

さっぱりとした
煮物対決。
鶏むね肉のほうが
低脂質！

梅煮浸しとお酢の対決は、どち
らもさっぱり仕立ての煮物ですが、
肉の脂質量が違います。お酢煮は
卵を使っている分、たんぱく質量
は多いものの、手羽先よりも鶏む

ね肉のほうが脂質が低いので、筋
肉をつけるには梅煮浸しのほうが
おすすめ。調理するときは、皮を
取るとより脂質が低くなります。
鶏むね肉の代わりに鶏ささみでも。

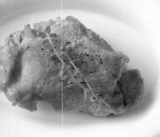

肉料理は家族みんなが大好き。高たんぱく＆低脂質のメニューを
選ぶことができれば、筋トレ＆ダイエットに役立ちます。

牛たたき VS ビーフステーキ

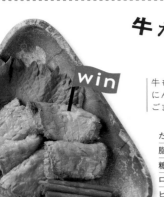

win

牛ももかたまり肉80g、にんにく1/2かけ、ごま油大さじ1/2	牛ステーキ用肉150g、バター大さじ1
たんぱく質　**15.3**g	たんぱく質　**24.6**g
脂質　**9.3**g	脂質　**38.2**g
糖質　**6.5**g	糖質　**1.3**g
ロイシン　**1524**mg	ロイシン　**2267**mg
ビタミンD　**0.0**µg	ビタミンD　**0.1**µg
エネルギー　**242**kcal	エネルギー　**488**kcal

牛肉を食べるなら、赤身を選ぶことが基本中の基本！

高たんぱく質の肉料理といえば、思い浮かぶのがステーキ。ガッツリ食べて筋肉をつけられそう、と思うかもしれませんが、1食の分量が多いので、脂質も多く摂取することに。そうすると消化吸収がゆるやかになり、効率よく筋肉がつきません。牛肉を食べるなら脂質が少ないもも肉やヒレ肉などの赤身を選ぶのが基本中の基本。

和風ハンバーグ VS 鶏つくね

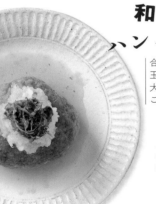

win

合いびき肉80g、玉ねぎ20g、卵1/4個、大根おろし大さじ2、ごま油小さじ1	鶏ひき肉80g、にんじん20g、万能ねぎ1本、卵白1/2個分、ごま油小さじ1
たんぱく質　**15.4**g	たんぱく質　**13.7**g
脂質　**22.2**g	脂質　**12.8**g
糖質　**7.2**g	糖質　**13.1**g
ロイシン　**1370**mg	ロイシン　**1223**mg
ビタミンD　**0.8**µg	ビタミンD　**0.1**µg
エネルギー　**323**kcal	エネルギー　**253**kcal

ヘルシーなひき肉料理は鶏ひき肉が低脂質！

ひき肉はかたまり肉よりも消化されやすいので、筋肉を効率よく増やすのにおすすめな食材。なかでも脂質が少ない鶏ひき肉が◎。鶏もも肉よりも鶏むね肉や鶏ささみのひき肉があれば、そちらを選ぶのがベスト。牛ひき肉や豚ひき肉、合いびき肉を買うときは、脂質が多い傾向にあるので、赤身のものを選ぶのがポイントです。

家で食べるならどっちがおすすめ？ ［魚介料理編］

さんまのかば焼き VS あじの塩焼き

さんま1尾、
ごま油大さじ1/2

たんぱく質	**13.8** g
脂質	**24.1** g
糖質	**9.7** g
ロイシン	**1268** mg
ビタミンD	**12.8** µg
エネルギー	**353** kcal

あじ1尾

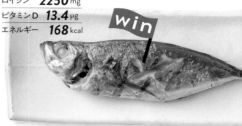

たんぱく質	**25.2** g
脂質	**5.3** g
糖質	**0.2** g
ロイシン	**2250** mg
ビタミンD	**13.4** µg
エネルギー	**168** kcal

win

**焼き魚を選ぶなら、
塩焼きが
低脂質でベスト！**

甘辛いタレをからめて油で焼く蒲焼きに対し、塩焼きはシンプルに塩をふって焼くだけ。蒲焼きはタレがからむ分、糖質やエネルギーもアップ。油や砂糖を使わない調理法にするだけで脂質や糖質が大幅ダウン。さんまとあじは青背魚ですが、あじのほうが脂質が少なめなのもポイント。焼き魚を食べるなら塩焼きにするのがベストです。

いかと大根の煮物 VS いわしの梅煮

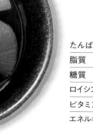

win

いか（胴のみ）80g、
大根100g

いわし2尾、
梅干し1個

たんぱく質	**12.8** g	たんぱく質	**13.3** g
脂質	**0.3** g	脂質	**5.9** g
糖質	**8.5** g	糖質	**3.4** g
ロイシン	**1097** mg	ロイシン	**1208** mg
ビタミンD	**0.2** µg	ビタミンD	**25.6** µg
エネルギー	**151** kcal	エネルギー	**164** kcal

**青背魚といかを
比べるなら
いかのほうが
高たんぱく＆低脂質**

魚介の煮物は低カロリーでヘルシーなので、ダイエット中におすすめ。いわしといかは、どちらも高たんぱくでロイシンが豊富な食材ですが、いかのほうが低脂質です。ただし、いわしも脂質は低めなうえ、筋肉の合成に有効なビタミンDが多く含まれますし、梅干しのクエン酸効果も期待できるのでこちらの料理もおすすめです。

魚介類は高たんぱく＆低脂質の食材ですが、青背魚の脂質は高め。
ただし、DHA＆EPAの不飽和脂肪酸なので気にしなくてもOK。

あさりの酒蒸し えびチリ

win

あさり正味80g、
にんにく1/2かけ

むきえび80g、
長ねぎ10g、
ごま油大さじ1/2

	あさりの酒蒸し	えびチリ
たんぱく質	4.2 g	12.6 g
脂質	0.1 g	6.4 g
糖質	1.5 g	3.0 g
ロイシン	341 mg	1050 mg
ビタミンD	0.1 µg	0.0 µg
エネルギー	58 kcal	136 kcal

あさりは低脂質だけど、たんぱく質も少ないので要注意！

あさりの酒蒸しは低エネルギー、低脂質なので、ダイエット中にはおすすめですが、たんぱく質が少ないので、これだけでは足りません。冷や奴などの豆腐料理と組み合わせるなどの工夫をしましょう。えびチリのほうがたんぱく質がとれますが、それでも少なめ。ここに卵をプラスすれば、たんぱく質量がアップします。

ぶりの照り焼き 鯛の煮つけ

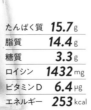
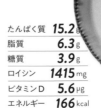

win

ぶり1切れ（80g）、
しし唐辛子2本、
ごま油小さじ1

鯛1切れ（80g）、
しょうが
1/2かけ

	ぶりの照り焼き	鯛の煮つけ
たんぱく質	15.7 g	15.2 g
脂質	14.4 g	6.3 g
糖質	3.3 g	3.9 g
ロイシン	1432 mg	1415 mg
ビタミンD	6.4 µg	5.6 µg
エネルギー	253 kcal	166 kcal

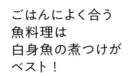

ごはんによく合う魚料理は白身魚の煮つけがベスト！

照り焼きも煮つけも、ごはんによく合う甘辛い味つけです。そこで気をつけたいのが、魚の種類。ぶりなど脂がのった魚もおいしいですが、素早く筋肉をつけたいなら、鯛やかれい、たらなど脂質が少ない白身魚がおすすめです。特に鯛は、白身魚のなかでもEPAやDHAの含有量が多く、アミノ酸がバランスよく含まれています。

家で食べるならどっちがおすすめ？ ［豆・豆腐料理編］

豆腐 ステーキ VS 肉豆腐

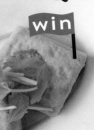

win

絹ごし豆腐200g、
ごま油大さじ1/2

たんぱく質	**12.6** g
脂質	**18.3** g
糖質	**18.2** g
ロイシン	**1115** mg
ビタミンD	**0.0** µg
エネルギー	**354** kcal

木綿豆腐100g、
豚バラ薄切り肉50g、
長ねぎ1/4本

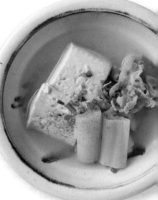

たんぱく質	**13.4** g
脂質	**23.2** g
糖質	**7.0** g
ロイシン	**1168** mg
ビタミンD	**0.0** µg
エネルギー	**333** kcal

油で焼く豆腐ステーキよりも豚バラ肉の脂質が多い！

一見シンプルでヘルシーそうな肉豆腐は、ごま油で焼いた豆腐ステーキよりも高たんぱく、高脂質。その理由は、豚バラ肉を使っているから。バラ肉は、たんぱく質が

プラスできるものの、豚肉のなかでも脂質が多い部位です。脂質を抑えるなら、さっと下ゆでしたり、焼いたりして油を落としてから豆腐と煮るとよいでしょう。

五目豆 VS チリコンカン

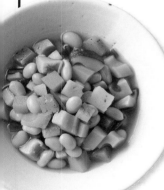

大豆の水煮100g、
干ししいたけ1枚、
れんこん・ごぼう・
にんじん・こんにゃく
各20g

たんぱく質	**15.4** g
脂質	**6.4** g
糖質	**9.4** g
ロイシン	**1249** mg
ビタミンD	**0.9** µg
エネルギー	**247** kcal

ミックスビーンズ100g、
合いびき肉50g、
玉ねぎ1/4個、
ホールトマト缶100g、
オリーブオイル小さじ1

win

たんぱく質	**17.9** g
脂質	**14.8** g
糖質	**28.1** g
ロイシン	**1481** mg
ビタミンD	**0.1** µg
エネルギー	**363** kcal

たんぱく質をしっかりとれるのはチリコンカン

豆料理の定番ともいえる五目豆とチリコンカン。野菜たっぷりの五目豆に対し、チリコンカンは合いびき肉を使うため、たんぱく質量が多くなります。また、動物性

たんぱく質と植物性たんぱく質を両方とることができるため、アミノ酸のバランスがアップ。ただし、チリコンカンは脂質が多いので、赤身のひき肉を選ぶと◎。

植物性たんぱく質を豊富に含む豆類、豆腐など大豆製品は、そのままでは
たんぱく質量は少なめ。肉や魚介類と組み合わせたメニューを選びましょう。

揚げ出し豆腐 VS 麻婆豆腐

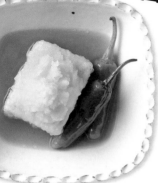

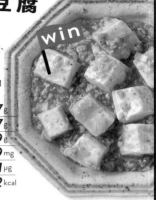

win

木綿豆腐100g、
しし唐辛子2本、
大根おろし大さじ2、
揚げ油適量

たんぱく質	**8.0**g
脂質	**14.3**g
糖質	**13.7**g
ロイシン	**689**mg
ビタミンD	**0.0**µg
エネルギー	**265**kcal

木綿豆腐100g、
豚ひき肉30g、
長ねぎ30g、
ごま油小さじ1

たんぱく質	**14.7**g
脂質	**17.7**g
糖質	**1.9**g
ロイシン	**1039**mg
ビタミンD	**0.1**µg
エネルギー	**262**kcal

**油が多くなりがちな
2品。たんぱく質量
をとるか、
脂質量をとるか？**

筋トレ中やダイエット中は油の多い料理は避けたいところ。ただし、豆腐なら、肉や魚の揚げ物よりは低脂質、低エネルギー。とはいえ豆腐だけではたんぱく質が不足するため、ひき肉を使う麻婆豆腐がおすすめ。しかし、脂質は多くなってしまうので、気になるなら、赤身のひき肉を使い、ごま油の分量を減らすなどしましょう。

ごちそう納豆 VS 納豆鍋

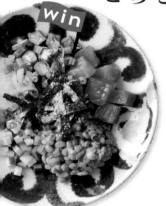

win

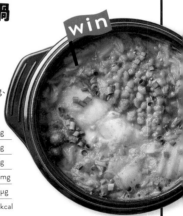

win

納豆1パック、
まぐろ30g、
たくあん大さじ1、
きゅうり1/4本、
オクラ1本

たんぱく質	**14.6**g
脂質	**6.9**g
糖質	**1.0**g
ロイシン	**1288**mg
ビタミンD	**1.2**µg
エネルギー	**158**kcal

納豆1パック、
木綿豆腐50g、
卵1/2個、
玉ねぎ1/4個、
白菜キムチ50g、
みそ大さじ1

たんぱく質	**18.1**g
脂質	**11.1**g
糖質	**6.3**g
ロイシン	**1500**mg
ビタミンD	**1.1**µg
エネルギー	**251**kcal

**どちらも高たんぱく、
低脂質！
シーンに合わせて
食べるのが◎**

納豆は大豆の発酵食品なので、腸内環境を整えるほか、たんぱく質の摂取にぴったり。ただし、納豆だけではたんぱく質が少ないので、まぐろの刺身と組み合わせたり、豆腐や卵、野菜と一緒に鍋にするとたんぱく質量がアップ。ごちそう納豆は朝食に、納豆鍋は夕食、というようにシーンに合わせて食べるといいでしょう。

家で食べるならどっちがおすすめ？ ［卵料理編］

ハムエッグ **VS** スクランブルエッグ

win

	ハムエッグ	スクランブルエッグ
	卵1個、 薄切りハム2枚、 オリーブオイル大さじ1/2	卵1個、 牛乳大さじ1、 バター10g
たんぱく質	**11.7** g	**7.3** g
脂質	**15.6** g	**13.8** g
糖質	**0.6** g	**0.9** g
ロイシン	**1127** mg	**713** mg
ビタミンD	**2.3** μg	**2.4** μg
エネルギー	**204** kcal	**166** kcal

**朝食の
定番卵料理は
たんぱく質の多い
ハムエッグ！**

ハムエッグとスクランブルエッグは、朝食によく登場する卵料理。卵に牛乳を加えて作るスクランブルエッグよりも、ハムと一緒に焼いたハムエッグのほうがたんぱく質、ロイシンが多くなります。トーストやヨーグルトを添えれば、さらにたんぱく質量がアップ。脂質が気になるなら、フッ素樹脂加工のフライパンを使うと油不要で◎。

オムレツトマトソース **VS** かに玉

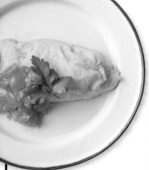

win

	オムレツトマトソース	かに玉
	卵1個、 生クリーム大さじ1、 ミニトマト3個、 玉ねぎ3g、 オリーブオイル 小さじ2と1/2	卵1個、かに缶30g、 干ししいたけ1/2枚、 グリーンピース大さじ2、 ごま油大さじ1
たんぱく質	**7.5** g	**13.0** g
脂質	**21.5** g	**17.5** g
糖質	**3.0** g	**8.9** g
ロイシン	**711** mg	**1144** mg
ビタミンD	**2.3** μg	**2.7** μg
エネルギー	**251** kcal	**270** kcal

**彩りがキレイな
卵料理はかに玉が
高たんぱくで
おすすめ！**

彩りよく盛りつけられたオムレツとかに玉。卵1個で作るとたんぱく質量が少ないので、2個で使うのもおすすめ。かに玉は、かに缶をプラスしている分、たんぱく質とロイシンが多くなります。オムレツのトマトソースにツナ水煮缶をプラスすれば、脂質は抑えつつ、たんぱく質量もアップ。缶詰を上手に使うのもポイントです。

ビタミンCと食物繊維以外の栄養素を全て含む卵は、1個だけではたんぱく質は少なめ。
肉、魚、豆腐などと組み合わせるのがコツ。

温泉卵 VS 茶碗蒸し

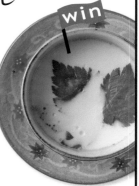

卵1個		卵1個、鶏もも肉10g、えび1尾、ぎんなん水煮1個、三つ葉1本	
たんぱく質	**7.0**g	たんぱく質	**12.5**g
脂質	**5.6**g	脂質	**7.1**g
糖質	**0.2**g	糖質	**4.0**g
ロイシン	**677**mg	ロイシン	**1139**mg
ビタミンD	**2.3**μg	ビタミンD	**2.3**μg
エネルギー	**88**kcal	エネルギー	**156**kcal

ふるふる食べやすい卵料理。卵だけではたんぱく質は不足します

両方とも、ふるふるしていて食べやすく消化のいい卵料理ですが、卵だけではたんぱく質が不足。茶碗蒸しなら、鶏もも肉やえびをプラスすれば高たんぱくの料理に。

ほたてやかまぼこ、かに風味かまぼこなどを入れてもよいでしょう。温泉卵はそのまま食べるのではなく、カレーライスなどにトッピングするのがおすすめ。

う巻き VS だし巻き卵

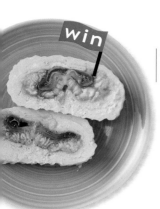

卵1個、うなぎの蒲焼き30g、ごま油大さじ1/2		卵1個、ごま油小さじ1	
たんぱく質	**12.8**g	たんぱく質	**6.8**g
脂質	**17.3**g	脂質	**9.5**g
糖質	**2.7**g	糖質	**3.3**g
ロイシン	**1126**mg	ロイシン	**662**mg
ビタミンD	**8.0**μg	ビタミンD	**2.3**μg
エネルギー	**248**kcal	エネルギー	**141**kcal

たんぱく質が多く、栄養満点なう巻きでスタミナアップ

卵だけのだし巻き卵に比べ、うなぎの蒲焼きを巻いて焼いたう巻きは、高たんぱくなうえ栄養満点。うなぎは、魚類のなかでもビタミンAの含有量がトップクラス。

免疫を高める効果も期待できます。ほかに疲労回復に効果的なビタミンB₁、筋肉の合成を促すビタミンDも豊富。スタミナアップや筋肉をつけたいときに◎。

カレーライス VS ちらし寿司

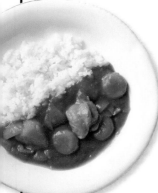

ごはん茶碗1杯分、
鶏もも肉80g、
玉ねぎ1/4個、
にんじん30g、
じゃがいも50g、
市販のカレールウ1かけ、
オリーブオイル小さじ1

たんぱく質	**19.1** g
脂質	**21.8** g
糖質	**71.9** g
ロイシン	**1623** mg
ビタミンD	**0.3** μg
エネルギー	**580** kcal

酢飯茶碗1杯分、
ゆでえび3尾、煮あなご30g、
とびっこ大さじ1、
れんこん10g、にんじん5g、
しいたけ1枚、絹さや1枚、
錦糸卵1/2個分

たんぱく質	**23.9** g
脂質	**6.6** g
糖質	**63.4** g
ロイシン	**2188** mg
ビタミンD	**2.7** μg
エネルギー	**476** kcal

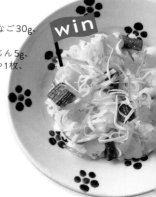

win

**どちらも高たんぱく
だけど、
低脂質を意識する
ならちらし寿司を**

カレーライスもちらし寿司も、具がたっぷりで高たんぱくですが、低脂質を意識するなら、ちらし寿司を選びましょう。カレーライスは、鶏もも肉やルウ、炒め油も使っているため、脂質が多くなります。脂質を減らすためには、ルウを使わず、カレー粉で作る鶏むね肉カレーにするか、鶏むね肉を使ったタンドリーチキンに。

サンドイッチ VS ピザトースト

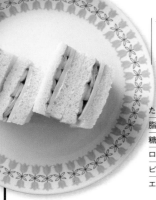

食パン（10枚切り）2枚、
ロースハム1枚、
きゅうり1/4本、
バター大さじ1/2

たんぱく質	**7.8** g
脂質	**9.2** g
糖質	**31.6** g
ロイシン	**653** mg
ビタミンD	**0.1** μg
エネルギー	**252** kcal

食パン（6枚切り）1枚、
ベーコン2枚、
玉ねぎ20g、
ピーマン1/3個、
ミニトマト1個、
ピザ用チーズ大さじ2

たんぱく質	**15.0** g
脂質	**19.0** g
糖質	**30.2** g
ロイシン	**579** mg
ビタミンD	**0.1** μg
エネルギー	**364** kcal

win

**たんぱく質、
脂質ともに
ピザトーストの
ほうが多い**

サンドイッチのほうが脂質が低く、低エネルギーなので選びがちですが、たんぱく質も低いので注意しましょう。ゆで卵やヨーグルトをプラスすると◎。ピザトーストは、ベーコンとチーズが入っているので高たんぱくですが、脂質も高いので食べすぎに気をつけましょう。ベーコンをハムに代えれば、少し脂質が抑えられます。

一品で完結する主食は、外食でもよく食べるメニューなので、
どちらが高たんぱく＆低脂質の料理なのかチェックしておきましょう。

ざるそば VS ミートソーススパゲッティ

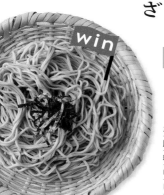

win

そば(乾燥)100g、長ねぎ適量		スパゲッティ80g、合いびき肉30g、ミートソース(市販)1人分、玉ねぎ30g、オリーブオイル小さじ1	
たんぱく質	**14.2**g	たんぱく質	**20.0**g
脂質	**2.1**g	脂質	**18.0**g
糖質	**66.6**g	糖質	**69.1**g
ロイシン	**1054**mg	ロイシン	**1213**mg
ビタミンD	**0.0**μg	ビタミンD	**0.1**μg
エネルギー	**398**kcal	エネルギー	**533**kcal

麺だけでもたんぱく質はとれる。動物性と組み合わせればさらに◎

そばは炭水化物がメインでたんぱく質はゼロ？ と思いがちですが、植物性たんぱく質が多く含まれています。また、パスタも同様に植物性たんぱく質が含まれてい

ますが、それだけではアミノ酸のバランスが悪いので、肉や魚、卵、乳製品などの動物性たんぱく質を組み合わせるのが◎。そばなら鴨南蛮や肉そばを選ぶのがベスト。

焼きそば VS ラーメン

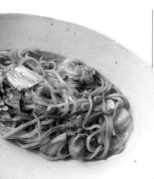

焼きそば(市販)1人分、キャベツ1枚、にんじん1/6本、豚ロース薄切り肉50g、ごま油大さじ1/2		しょうゆラーメン(市販)1人分、ほうれん草(ゆで)30g、チャーシュー1枚、煮卵1/2個、メンマ3枚、長ねぎ10g	
たんぱく質	**16.9**g	たんぱく質	**17.4**g
脂質	**17.5**g	脂質	**7.6**g
糖質	**54.7**g	糖質	**55.2**g
ロイシン	**1404**mg	ロイシン	**1422**mg
ビタミンD	**0.1**μg	ビタミンD	**0.6**μg
エネルギー	**465**kcal	エネルギー	**396**kcal

win

汁を飲まなければ、ラーメンでもOK

脂っこいラーメンもありますが、シンプルなスープのラーメンにして、スープを飲まなければ、焼きそばよりも脂質をグッと抑えられます。また、たんぱく質をたくさんと

るために、チャーシュー麺を選ぶ人もいますが、脂質が多いので食べすぎ注意。野菜たっぷりのタンメンはたんぱく質が少なめなので煮卵をプラスしましょう。

筋トレ中&ダイエットにおすすめの食品［コンビニメニュー／ローソン］

からあげクン レギュラー

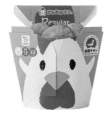

たんぱく質	14.4	g
脂質	15.4	g
糖質	7.3	g
エネルギー	226	kcal

[1食あたり]

からあげクン レッド

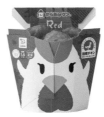

たんぱく質	14.3	g
脂質	15.1	g
糖質	7.6	g
エネルギー	225	kcal

[1食あたり]

Lチキ レギュラー

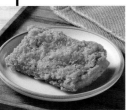

たんぱく質	14.1	g
脂質	15.0	g
糖質	14.2	g
エネルギー	250	kcal

[1個あたり]

脂質が多い食品を食べるときに気をつけること

脂質は、筋肉に必要な脂溶性ビタミンの吸収を助けるためにも必要な栄養素ですが、脂質の多い食品は消化に時間がかかるので、筋トレ前や直後には控えましょう。

炭火焼サラダチキン
柚子こしょう味

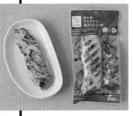

たんぱく質	18.7	g
脂質	3.0	g
糖質	0.2	g
エネルギー	103	kcal

[1個あたり]

サラダチキン スティック
バジル

たんぱく質	12.7	g
脂質	1.3	g
糖質	0.4	g
エネルギー	65	kcal

[1個あたり]

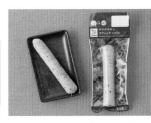

4種野菜の焼つくねスティック

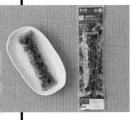

たんぱく質	10.1	g
脂質	2.9	g
糖質	3.9	g
エネルギー	90	kcal

[1包装（70g）あたり]

たこぶつ

たんぱく質	13.4	g
脂質	0.5	g
糖質	0.8	g
エネルギー	64	kcal

[1パックあたり]

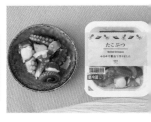

　※2024年1月現在の商品情報です。商品の仕様は変更になる場合があります。

たんぱく質を多く含む食品を幅広く扱っているコンビニ。栄養価を確認しながら、
上手に利用して、手軽に効率よくたんぱく質を摂取しましょう！

よだれ鶏

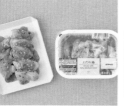

たんぱく質	**20.5**	g
脂質	**5.8**	g
糖質	**14.6**	g
エネルギー	**193**	kcal

[1パック（160g）あたり]

4種野菜のビビンバ

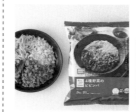

たんぱく質	**24.6**	g
脂質	**12.4**	g
糖質	**38.7**	g
エネルギー	**377**	kcal

[1食あたり]

助六寿司

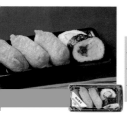

たんぱく質	**12.7**	g
脂質	**10.0**	g
糖質	**65.4**	g
エネルギー	**406**	kcal

[1食あたり]

トレーニング**前後**は
糖質も**適宜**とり入れること

エネルギー源となる糖質が不足すると、たんぱく質や筋肉を分解してエネルギー源にしてしまうので、たんぱく質だけでなく、糖質も摂取しましょう。

ブランパン 2個入〜乳酸菌入〜

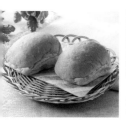

たんぱく質	**5.6**	g
脂質	**2.7**	g
糖質	**2.0**	g
エネルギー	**66**	kcal

[1個あたり]

※栄養成分は関東地域のものを掲載しています。

ブランパン くるみ&ハイカカオチョコ 2個入
〜乳酸菌入〜

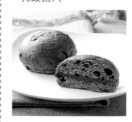

たんぱく質	**6.1**	g
脂質	**4.3**	g
糖質	**3.7**	g
エネルギー	**90**	kcal

[1個あたり]

※栄養成分は関東地域のものを掲載しています。

オーツブランの堅焼きおっとっと

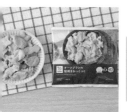

たんぱく質	**10.2**	g
脂質	**6.4**	g
糖質	**9.4**	g
エネルギー	**151**	kcal

[1袋（35g）あたり]

カルシウム・鉄分1/3分がとれる
ZEROココアビスケット

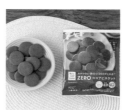

たんぱく質	**10.2**	g
脂質	**9.7**	g
糖質	**8.0**	g
エネルギー	**160**	kcal

[1袋（35g）あたり]

筋トレ中&ダイエットにおすすめの食品［ヨーグルト・ドリンク］

ダノン オイコス タンパク質18g 脂肪0
プレーン砂糖不使用 170g

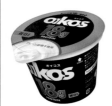

たんぱく質	18.0	g
脂質	0.0	g
炭水化物	7.8	g
エネルギー	107	kcal

[1カップあたり]

ダノン オイコス 脂肪0プレーン 砂糖不使用
タンパク質12g

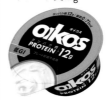

たんぱく質	12.0	g
脂質	0.0	g
炭水化物	5.2	g
エネルギー	71	kcal

[1カップあたり]

ダノン オイコス 脂肪0プレーン加糖
タンパク質10g

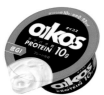

たんぱく質	10.1	g
脂質	0.0	g
炭水化物	12.3	g
エネルギー	92	kcal

[1カップあたり]

ヨーグルトはいつ食べるのがいい？

手軽にたんぱく質やカルシウムを補給できるヨーグルトは、トレーニングの前後はもちろん、朝食やおやつなどにもおすすめです。

ギリシャヨーグルト パルテノ 脂肪ゼロ
プレーン砂糖不使用 100g

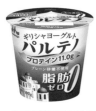

たんぱく質	11.0	g
脂質	0.0	g
炭水化物	5.2	g
エネルギー	68	kcal

[1個あたり]

ギリシャヨーグルト パルテノ
プレーン砂糖不使用 100g

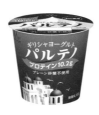

たんぱく質	10.2	g
脂質	4.3	g
炭水化物	4.9	g
エネルギー	99	kcal

[1個あたり]

ギリシャヨーグルト パルテノ
はちみつ付 88g

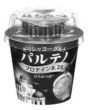

たんぱく質	8.2	g
脂質	3.5	g
炭水化物	10.2	g
エネルギー	103	kcal

[1個あたり]

ヨーグルトでたんぱく質も炭水化物も摂取

たんぱく質だけでなく、糖質が含まれる炭水化物を適度に摂取することで、エネルギー不足によって起こる筋肉の分解を防ぐ効果が期待できます。

※2024年1月現在の商品情報です。商品の仕様は変更になる場合があります。

たんぱく質を多く含むヨーグルトやプロテイン飲料は、いろいろな商品が
販売されているので、ライフスタイルによって使い分けると便利です。

ザバス MILK PROTEIN ヨーグルト
脂肪0 甘さひかえめ 125g

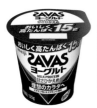

ビタミンD
5.1~10.2
μg

たんぱく質	15.0	g
脂質	0.0	g
糖質	5.5	g
エネルギー	80	kcal

[1個あたり]

ザバス MILK PROTEIN のむヨーグルト
脂肪0 甘さひかえめ 250g

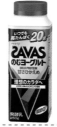

ビタミンD
6.9~13.9
μg

たんぱく質	20.0	g
脂質	0.0	g
糖質	26.1	g
エネルギー	186	kcal

[1本あたり]

ザバス PRO WPIクリア
840g

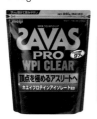

たんぱく質	19.4	g
脂質	0.0	g
炭水化物	0.2	g
エネルギー	78	kcal

[1食分（21g）あたり]

ザバス アドバンストホエイプロテイン100
ココア味 900g

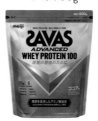

ビタミンD
12.1
μg

たんぱく質	20.0	g
脂質	1.7	g
炭水化物	3.1	g
エネルギー	108	kcal

[1食分（28g）あたり]

ザバス アクアホエイプロテイン100
グレープフルーツ風味 800g

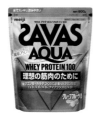

ビタミンD
12.1
μg

たんぱく質	20.0	g
脂質	0.2	g
炭水化物	5.8	g
エネルギー	103	kcal

[1食分（28g）あたり]

ザバス ソイプロテイン100
ココア味 900g

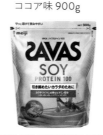
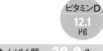

ビタミンD
12.1
μg

たんぱく質	20.0	g
脂質	1.6	g
炭水化物	3.1	g
エネルギー	107	kcal

[1食分（28g）あたり]

（ザバス）MILK PROTEIN
脂肪0 チョコレート風味 200ml

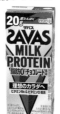

ビタミンD
5.1~16.0
μg

たんぱく質	20.0	g
脂質	0.0	g
炭水化物	6.9	g
エネルギー	107	kcal

[1本あたり]

（ザバス）MILK PROTEIN
脂肪0 フルーツミックス風味 430ml

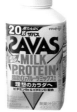

ビタミンD
5.1~11.0
μg

たんぱく質	20.0	g
脂質	0.0	g
炭水化物	15.8	g
エネルギー	134	kcal

[1本あたり]

※2024年1月現在の商品情報です。商品の仕様は変更になる場合があります。

筋トレ中＆ダイエットにおすすめの食品 ［ドリンク］

inPROTEIN
ミルク風味

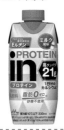

たんぱく質	21.5 g
脂質	0.0 g
炭水化物	32.3 g
エネルギー	215 kcal

［1本（330㎖）あたり］

inPROTEIN
ハニー・オレ風味

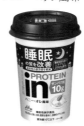

たんぱく質	10.7 g
脂質	0.0 g
炭水化物	15.5 g
エネルギー	105 kcal

［1本（240㎖）あたり］

アミノバイタル アミノプロテイン
レモン味 30本入

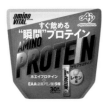

たんぱく質	（ 4.0 g）
脂質	0.1 g
炭水化物	（ 0.4 g）
エネルギー	18 kcal

［1本（4.5g）あたり］

アミノバイタル アミノプロテイン
カシス味 30本入

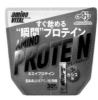

たんぱく質	（ 4.0 g）
脂質	0.1 g
炭水化物	（ 0.4 g）
エネルギー	18 kcal

［1本（4.5g）あたり］

アミノバイタル アクティブファイン
14本入

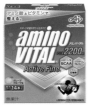

ロイシン	ビタミンD
620 mg	1.1 µg

たんぱく質	2.2 g
脂質	0.05 g
炭水化物	0.1 g
エネルギー	9.6 kcal

［1本（2.48g）あたり］

アミノ酸飲料にたんぱく質が少ないのはなぜ？

アミノ酸はたんぱく質の最小単位。吸収が速いというメリットがあります。たんぱく質を多く含むドリンクと使い分けるといいでしょう。

アミノバリュー 4000
500ml

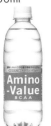

ロイシン 4,000 mg

※機能性表示食品
届出表示に基づき2本（1,000ml）あたりの成分値を記載

たんぱく質	10.0 g
脂質	0.0 g
炭水化物	36.0 g
エネルギー	180 kcal

［2本（1,000ml）あたり］

アミノバリュー パウダー8000
1L用×5袋

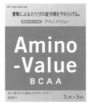

ロイシン 4,000 mg

※機能性表示食品

たんぱく質	10.0 g
脂質	0.0 g
炭水化物	37.0 g
エネルギー	181 kcal

［1袋（48g）あたり］

※2024年1月現在の商品情報です。商品の仕様は変更になる場合があります。栄養成分値で（ ）がついているものは推定値です。

プロテインドリンクやアミノ酸飲料は種類が豊富なので、商品HPを参考に、
何を第一の目的にするかによって選びましょう。

アミノバリュー コンク
100ml

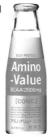

ロイシン
1,000 mg

たんぱく質	**2.5**	g
脂質	**0.0**	g
糖質	**12.3**	g
エネルギー	**60**	kcal

[1本（100ml）あたり]

アミノバリュー サプリメントスタイル
4.5g

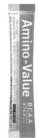

ロイシン
1,000 mg

たんぱく質	**2.4**	g
脂質	**0.0**	g
糖質	**2.0**	g
エネルギー	**13**	kcal

[1本（4.5g）あたり]

inゼリー プロテイン15g
150g

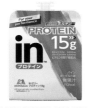

たんぱく質	**15.6**	g
脂質	**0.8**	g
炭水化物	**10.5**	g
エネルギー	**112**	kcal

[1袋（150g）あたり]

inゼリー プロテイン5g
180g

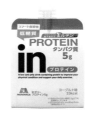

たんぱく質	**5.0**	g
脂質	**0.0**	g
炭水化物	**1.5～4.4**	g
エネルギー	**33**	kcal

[1袋（180g）あたり]

パワープロダクション
エキストラハイポトニックドリンク クエン酸＆
BCAA 10本入り

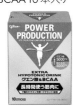

たんぱく質	**4.0**	g
脂質	**0.07**	g
炭水化物	**6.9**	g
エネルギー	**39**	kcal

[1本（12.4g）あたり]

パワープロダクション
プロスペック クレアチン300g

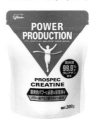

たんぱく質	**7.0**	g
脂質	**0.0**	g
炭水化物	**0.0**	g
エネルギー	**27**	kcal

[7.5gあたり]

　頑張ったあとの休息向け　

パワープロダクション
エキストラアミノアシッド 200粒

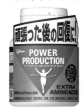

たんぱく質	**1.0**	g
脂質	**0.03**	g
炭水化物	**0.3**	g
エネルギー	**5.5**	kcal

[4粒（標準1.55g）あたり]

　エネルギー＆水分補給　

パワープロダクション
エキストラハイポトニックドリンクCCD 900g（10L用）

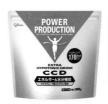

たんぱく質	**0.0**	g
脂質	**0.0**	g
炭水化物	**42.5**	g
エネルギー	**170**	kcal

[45gあたり]

※2024年1月現在の商品情報です。商品の仕様は変更になる場合があります。

筋トレ中&ダイエットにおすすめの食品 ［プロテインバー］

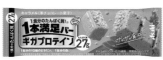

ロイシン	2392 mg
ビタミンD	2.7~8.0 μg

1本満足バー
ギガプロテイン
キャラメル

たんぱく質	30.0 g
脂質	16.0 g
糖質	15.0 g
エネルギー	326 kcal

［1本（65g）あたり］

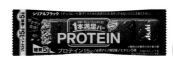

ロイシン	1,502 mg

1本満足バー
プロテインブラック

たんぱく質	19.0 g
脂質	9.3 g
糖質	2.0~5.0 g
エネルギー	187 kcal

［1本（39g）あたり］

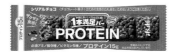

ロイシン	1,431 mg

1本満足バー
プロテインチョコ

たんぱく質	18.0 g
脂質	8.5 g
糖質	11.0 g
エネルギー	195 kcal

［1本（39g）あたり］

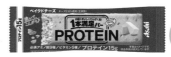

ロイシン	1,337 mg

1本満足バー
プロテイン
ベイクドチーズ

たんぱく質	16.0 g
脂質	14.0 g
糖質	10.0 g
エネルギー	231 kcal

［1本（45g）あたり］

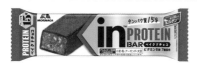

inバー
プロテイン
ベイクドチョコ

たんぱく質	15.8 g
脂質	10.2 g
糖質	12.4 g
エネルギー	208 kcal

［1本（標準44g）あたり］

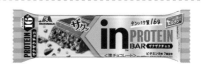

inバー
プロテイン
ザクザクチョコ

たんぱく質	16.9 g
脂質	10.7 g
糖質	11.6 g
エネルギー	213 kcal

［1本（標準43g）あたり］

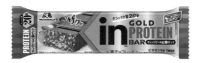

inバー
プロテイン
GOLD オレンジ＆
2種のナッツ

たんぱく質	20.9 g
脂質	13.2 g
糖質	12.9 g
エネルギー	258 kcal

［1本（標準52g）あたり］

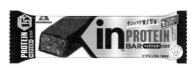

inバー
プロテイン
ベイクドビター

たんぱく質	16.0 g
脂質	13.3 g
糖質	4.3 g
エネルギー	215 kcal

［1本（標準43g）あたり］

※2024年1月現在の商品情報です。商品の仕様は変更になる場合があります。

かさばらず、手軽に食べられる便利なプロテインバー。
フレーバーもいろいろなので、自分の好みのものを探してみても。

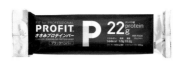

PROFIT
ささみプロテインバー
ブラックペッパー
130g（65g×2本入）

たんぱく質	11.0	g
脂質	0.5	g
糖質	5.1	g
エネルギー	72	kcal

[1本（65g）あたり]

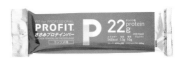

PROFIT
ささみプロテインバー
コンソメ味
130g（65g×2本入）

たんぱく質	11.0	g
脂質	0.5	g
糖質	5.0	g
エネルギー	71	kcal

[1本（65g）あたり]

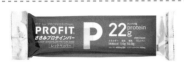

PROFIT
ささみプロテインバー
レッドペッパー
130g（65g×2本入）

たんぱく質	11.0	g
脂質	0.5	g
糖質	5.0	g
エネルギー	72	kcal

[1本（65g）あたり]

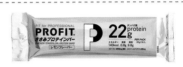

PROFIT
ささみプロテインバー
レモンフレーバー
130g（65g×2本入）

たんぱく質	11.0	g
脂質	0.4	g
糖質	4.9	g
エネルギー	70	kcal

[1本（65g）あたり]

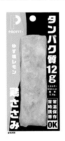

PROFIT SASAMI
ゆず塩レモン

たんぱく質	12.9	g
脂質	0.8	g
炭水化物	1.8	g
エネルギー	66	kcal

[1本（50g）あたり]

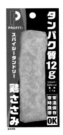

PROFIT SASAMI
スパイシータンドリー

たんぱく質	12.5	g
脂質	1.1	g
炭水化物	1.9	g
エネルギー	68	kcal

[1本（50g）あたり]

プロテインバーは
たくさん食べてもいい？

たんぱく質をおいしく手軽に摂取できるからといっても、なかには脂質の量が多いものもあるので、食べすぎには注意が必要です。

やせたいときは
鶏ささみタイプがいいの？

イミダゾールジペプチドを含む鶏ささみタイプは疲労回復効果が期待でき、脂質、糖質が少なめなので脂質をとりたくないときやダイエットのときに◎。

濃厚エビソースのペスカトーレ
ジョリーパスタ

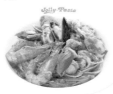

えびは良質な動物性たんぱく質やミネラル類が豊富で、低脂肪。

たんぱく質	70.3	g
脂質	19.5	g
炭水化物	85.8	g
エネルギー	797	kcal

明太子とヤリイカ
ジョリーパスタ

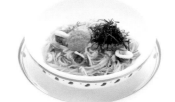

いかも良質なたんぱく質が多く、低脂肪でタウリンも含まれる。

たんぱく質	28.3	g
脂質	19.1	g
炭水化物	80.3	g
エネルギー	607	kcal

ベーコンときのこのおろし醤油ソース
ジョリーパスタ

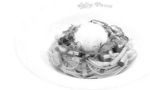

ベーコン入りパスタをしょうゆ味＆大根おろし、青じそでさっぱりと。

たんぱく質	17.6	g
脂質	19.4	g
炭水化物	79.0	g
エネルギー	556	kcal

イカスミ
ジョリーパスタ

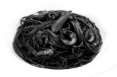

たんぱく質が豊富ないかを、いかすみの旨みごと食べられるパスタ。

たんぱく質	23.6	g
脂質	19.0	g
炭水化物	81.1	g
エネルギー	592	kcal

2度おいしい！まぐろたたき＆しらす丼　ココス

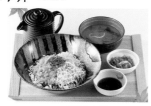

たんぱく質、糖質がしっかりとれる。小鉢、みそ汁つきでうれしい。

たんぱく質	35.8	g
脂質	9.0	g
炭水化物	102.9	g
エネルギー	635	kcal

魚介のスープパスタ
ココス

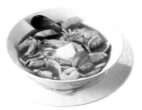

たんぱく質たっぷりの魚介の旨みが溶け出したスープごとどうぞ！

たんぱく質	31.0	g
脂質	15.4	g
炭水化物	86.5	g
エネルギー	596	kcal

※栄養成分値は、日本食品標準成分表での計算やサンプル品分析による推定値をもとに算出しています（店内飲食の場合。サイズバリエーションがあるものはすべて並盛の値）。2024年1月現在の商品情報です。

ファミレスには、たんぱく質が多く、脂質が少ないメニューも豊富。
小鉢や汁物を追加して、たんぱく質をちょい足ししても！

カットステーキ（ソースチョイス）
ココス

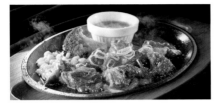

好みのソースを選べるのがうれしい（ソースは成分値に含まれていません）。

たんぱく質	26.8	g
脂質	11.8	g
炭水化物	7.1	g
エネルギー	249	kcal

ピッツァ クワトロフォルマッジ
ココス

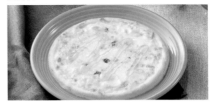

4種類のチーズを使用した、濃厚で香り豊かなピッツァ。はちみつつき。

たんぱく質	22.4	g
脂質	13.7	g
炭水化物	73.1	g
エネルギー	500	kcal

まぐろたたき小丼
ココス

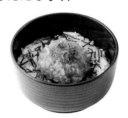

小丼でもしっかりたんぱく質が摂取できる。

たんぱく質	13.7	g
脂質	3.4	g
炭水化物	64.5	g
エネルギー	335	kcal

サーモン小丼
ココス

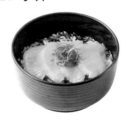

人気の小丼を単品でも！ビタミンDが豊富。

たんぱく質	11.0	g
脂質	3.7	g
炭水化物	64.4	g
エネルギー	321	kcal

とん汁
ココス

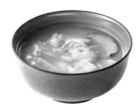

豚肉が入っているので、たんぱく質を手軽に追加できる。

たんぱく質	5.8	g
脂質	3.7	g
炭水化物	11.4	g
エネルギー	106	kcal

オニオングラタンスープのココット焼き　ココス

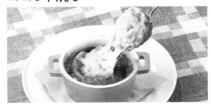

たんぱく質、脂質、炭水化物をバランスよく摂取できる。

たんぱく質	10.4	g
脂質	5.3	g
炭水化物	13.5	g
エネルギー	146	kcal

※栄養成分値は、日本食品標準成分表での計算やサンプル品分析による推定値をもとに算出しています（店内飲食の場合。サイズバリエーションがあるものはすべて並盛の値）。2024年1月現在の商品情報です。

筋トレ中&ダイエットにおすすめの外食［そば］

満腹親子丼セット（そば）
小諸そば

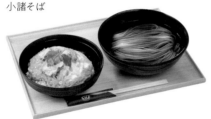

親子丼の鶏肉でしっかりたんぱく質を摂取。ガッツリ食べたいときに。

たんぱく質	**40.9** g
脂質	**17.2** g
糖質	
エネルギー	**987** kcal

満腹上天丼セット（そば）
小諸そば

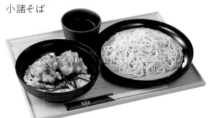

えびには上質なたんぱく質がたっぷり。カロリーは高め。

たんぱく質	**36.5** g
脂質	**12.0** g
糖質	
エネルギー	**1028** kcal

ヒレカツ丼セット（そば）
小諸そば

ヒレ肉は脂肪が少ないので消化が速く、たんぱく質を吸収しやすい。

たんぱく質	**29.4** g
脂質	**18.2** g
糖質	
エネルギー	**858** kcal

鳥から丼セット（せいろそば）
小諸そば

から揚げでたんぱく質をプラス！ 温かいそばを選んでも。

たんぱく質	**28.4** g
脂質	**19.9** g
糖質	
エネルギー	**810** kcal

二枚冷しきつね（そば）
小諸そば

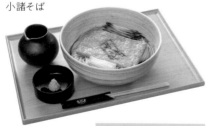

大豆の栄養がたっぷり含まれた油揚げでたんぱく質をプラス。

たんぱく質	**29.2** g
脂質	**14.5** g
糖質	
エネルギー	**730** kcal

二枚冷したぬき（そば）
小諸そば

さくさくの揚げ玉をそばにからめて、さっと食べられる。

たんぱく質	**28.2** g
脂質	**10.0** g
糖質	
エネルギー	**760** kcal

そば自体に良質なたんぱく質が含まれているので、脂質やカロリーを確認しながら、トッピングを追加したり、丼と組み合わせたりしましょう。

かき揚げ玉子 （そば）
小諸そば

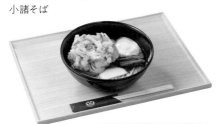

野菜の入ったかき揚げに卵でたんぱく質をプラス。

たんぱく質	25.9 g
脂質	14.4 g
糖質	—
エネルギー	661 kcal

鳥から （そば）
小諸そば

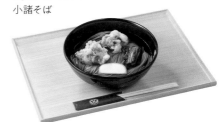

鶏肉のたんぱく質は必須アミノ酸を摂取できる良質なたんぱく質。

たんぱく質	25.9 g
脂質	19.5 g
糖質	—
エネルギー	580 kcal

えび天 （そば）
小諸そば

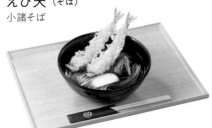

脂質の低いえびをトッピングしてたんぱく質を補給。

たんぱく質	24.9 g
脂質	8.3 g
糖質	—
エネルギー	460 kcal

月見 （そば）
小諸そば

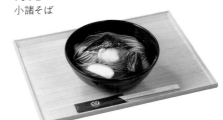

卵をプラスするだけでたんぱく質量はアップ。

たんぱく質	24.7 g
脂質	13.4 g
糖質	—
エネルギー	492 kcal

親子丼
小諸そば

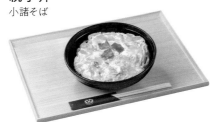

ごはんものもたんぱく質量の多いものを選べば◎。

たんぱく質	28.5 g
脂質	15.0 g
糖質	—
エネルギー	657 kcal

上天丼
小諸そば

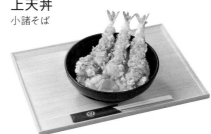

えびはたんぱく質が多く、脂質が少ない優秀な食材。

たんぱく質	24.1 g
脂質	9.8 g
糖質	—
エネルギー	698 kcal

筋トレ中&ダイエットにおすすめの外食 ［ファストフード］

まぐろたたき丼
すき家

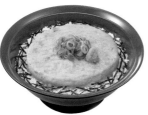

たんぱく質をしっかりとれて、DHAやEPAなどを含む良質な油もとれる。

たんぱく質	30.0	g
脂質	10.2	g
炭水化物	99.0	g
エネルギー	609	kcal

鮭定食
すき家

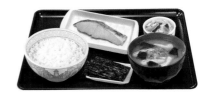

鮭はたんぱく質だけでなく、ビタミンB群やビタミンDも豊富。

たんぱく質	24.5	g
脂質	13.5	g
炭水化物	101.8	g
エネルギー	622	kcal

納豆たまかけ朝食
すき家

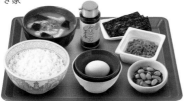

動物性・植物性たんぱく質が摂取できる！

たんぱく質	26.4	g
脂質	16.1	g
炭水化物	109.9	g
エネルギー	689	kcal

牛まぜのっけ朝食
すき家

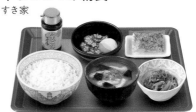

2種類以上の動物性たんぱく質がしっかりとれる。

たんぱく質	23.2	g
脂質	16.8	g
炭水化物	104.5	g
エネルギー	661	kcal

チキン・お食事サラダ
すき家

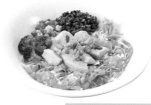

たんぱく質に加えて野菜、穀物もとれる優秀な一皿。

たんぱく質	26.0	g
脂質	9.1	g
炭水化物	20.9	g
エネルギー	275	kcal

チキン（単品）
すき家

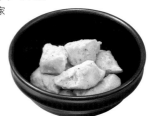

蒸したささみはヘルシーで、しっかり＆手軽にたんぱく質をちょい足しできる。

たんぱく質	16.1	g
脂質	1.4	g
炭水化物	2.1	g
エネルギー	85	kcal

※栄養成分値は、日本食品標準成分表での計算やサンプル分析による推定値をもとに算出しています（店内飲食の場合。サイズバリエーションがあるものはすべて並盛の値）。2024年1月現在の商品情報です。

さっと手軽に食べられる外食では、たんぱく質がとれるメニューに、
ちょい足しできるサイドメニューを組み合わせるのもおすすめです。

牛すき丼
なか卯

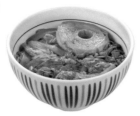

牛肉や車麩にはたんぱく質をはじめ、鉄分や亜鉛などの栄養素も豊富。

たんぱく質	15.7 g
脂質	17.7 g
炭水化物	104.6 g
エネルギー	666 kcal

親子丼
なか卯

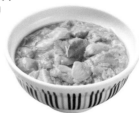

鶏肉と卵で2種類の動物性たんぱく質が摂取できる。

たんぱく質	28.9 g
脂質	12.1 g
炭水化物	94.9 g
エネルギー	620 kcal

炭火焼き親子丼
なか卯

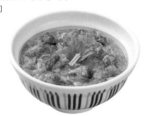

香ばしく焼いた鶏肉で親子丼をアレンジ。

たんぱく質	27.6 g
脂質	15.4 g
炭水化物	93.9 g
エネルギー	641 kcal

目玉焼き朝食
なか卯

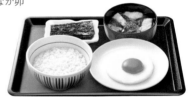

あまり食欲のない朝でも、卵でたんぱく質を摂取。

たんぱく質	17.1 g
脂質	8.0 g
炭水化物	95.4 g
エネルギー	534 kcal

こだわり卵の納豆朝食
なか卯

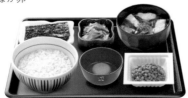

たんぱく質に加えて野菜もとれる、うれしい朝食。

たんぱく質	25.6 g
脂質	13.6 g
炭水化物	100.5 g
エネルギー	644 kcal

蒸鶏のサラダ
なか卯

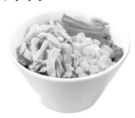

野菜と一緒にたんぱく質を追加できるサイドメニュー。

たんぱく質	5.3 g
脂質	0.5 g
炭水化物	5.3 g
エネルギー	46 kcal

※栄養成分値は、日本食品標準成分表での計算やサンプル品分析による推定値をもとに算出しています（店内飲食の場合。
サイズバリエーションがあるものはすべて並盛の値）。2024年1月現在の商品情報です。

筋トレ中&ダイエットにおすすめの外食 ［居酒屋］

豪快！海鮮こぼれ寿司
魚民

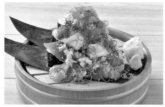

こぼれんばかりの新鮮な魚介類でたんぱく質をたっぷり摂取。

たんぱく質	**50.3** g
脂質	**16.5** g
糖質	—
エネルギー	**690** kcal

しまほっけの炙り焼
魚民

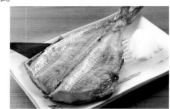

ほっけはビタミン・ミネラル類が豊富で、EPAやDHAも含まれる。

たんぱく質	**45.6** g
脂質	**12.4** g
糖質	—
エネルギー	**402** kcal

お造り6種盛り
魚民

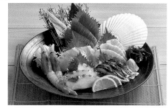

脂質を抑えたいときは、まぐろの赤身やえび、たこがおすすめ。

たんぱく質	**37.2** g
脂質	**16.4** g
糖質	—
エネルギー	**310** kcal

鮪カマのスペアリブ
魚民

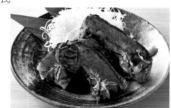

希少部位のカマ。まぐろにはEPAやDHA、ビタミン類が豊富。

たんぱく質	**30.2** g
脂質	**1.7** g
糖質	—
エネルギー	**239** kcal

いか一夜干し
魚民

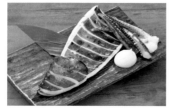

疲労回復効果があるタウリンが豊富。トレーニング後におすすめ。

たんぱく質	**26.8** g
脂質	**6.3** g
糖質	—
エネルギー	**171** kcal

もち明太チーズピザ
魚民

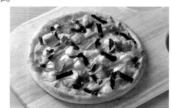

もち入りピザで炭水化物をしっかり補給。

たんぱく質	**25.6** g
脂質	**18.0** g
糖質	—
エネルギー	**756** kcal

※—は非公開です。2024年1月現在の商品情報です。

魚料理がメインの居酒屋は、高たんぱく、低脂質な料理がいろいろ選べます。
大皿料理は食べすぎないように気をつけましょう。

お造り3種盛り
魚民

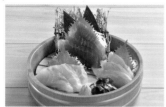

手軽なサイズの刺身でたんぱく質を追加。

たんぱく質	21.6	g
脂質	8.4	g
糖質	—	
エネルギー	151	kcal

いかとじゃがいもの旨辛炒め
魚民

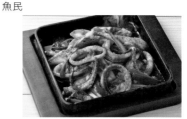

脂質の量が多いので、脂質が気になるときは、食べすぎに注意。

たんぱく質	19.2	g
脂質	18.1	g
糖質	—	
エネルギー	399	kcal

おまかせ海鮮スタミナユッケ
魚民

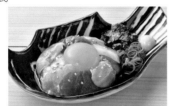

魚のたんぱく質に、さらに卵でたんぱく質をプラス。

たんぱく質	18.4	g
脂質	10.2	g
糖質	—	
エネルギー	181	kcal

紅ズワイガニと崩し豆富のやさしい雑炊
魚民

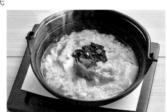

動物性・植物性の両方のたんぱく質がとれる。

たんぱく質	17.5	g
脂質	10.1	g
糖質	—	
エネルギー	298	kcal

胡麻鯛のピリ辛ラー油石焼飯
魚民

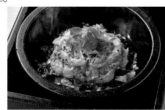

ごはんものもたんぱく質量の多いものを選んで。

たんぱく質	15.9	g
脂質	16.2	g
糖質	—	
エネルギー	476	kcal

たたきまぐろ細巻
魚民

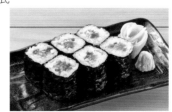

さっとつまめて、たんぱく質をしっかりとれるのがうれしい。

たんぱく質	15.2	g
脂質	3.7	g
糖質	—	
エネルギー	263	kcal

筋トレ中＆ダイエットにおすすめの外食 ［寿司］

軍艦12貫 人気ネタづくし
かっぱ寿司

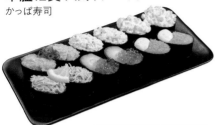

人気の軍艦を楽しみながらたんぱく質を摂取。

たんぱく質	16.1	g
脂質	18.1	g
炭水化物	85.7	g
エネルギー	578	kcal

かっぱの上にぎり6貫セット
かっぱ寿司

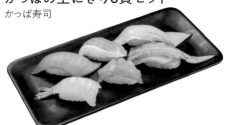

少量でしっかり、おいしくたんぱく質がとれるセット。

たんぱく質	14.2	g
脂質	11.2	g
炭水化物	35.2	g
エネルギー	309	kcal

にぎり12貫 人気ネタづくし
かっぱ寿司

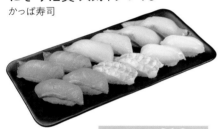

脂質の少ないネタばかりで、これだけ食べてもこの脂質量。

たんぱく質	26.2	g
脂質	5.6	g
炭水化物	68.2	g
エネルギー	442	kcal

まぐろ二種盛り （まぐろ・びんちょう）
かっぱ寿司

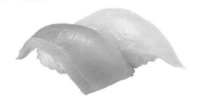

2種のまぐろが楽しめる。びんちょうは、クセが少なく、とろける味わい。

たんぱく質	5.6	g
脂質	0.2	g
炭水化物	11.3	g
エネルギー	73	kcal

肉厚とろ〆さばの押し寿司
かっぱ寿司

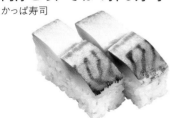

さばなどの青背魚に含まれる必須脂肪酸のEPAやDHAは良質な油。

たんぱく質	7.1	g
脂質	9.3	g
炭水化物	15.9	g
エネルギー	184	kcal

上煮穴子一本
かっぱ寿司

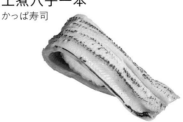

1貫でしっかりたんぱく質が補給できる。

たんぱく質	6.8	g
脂質	4.7	g
炭水化物	8.0	g
エネルギー	105	kcal

※2024年3月現在の商品情報です。販売を終了している場合、また、店舗によって販売していない場合があります。

たんぱく質が多く、脂質が少ないネタを選んで食べましょう。炭水化物をあまり
とりたくないときは、サラダやみそ汁を組み合わせるのもおすすめ。

まぐろ
かっぱ寿司

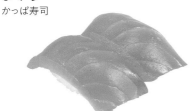

まぐろを単品で選
ぶときは、脂質の
少ない赤身がおす
すめ。

たんぱく質	5.5 g
脂質	0.2 g
炭水化物	11.3 g
エネルギー	71 kcal

鉄火巻
かっぱ寿司

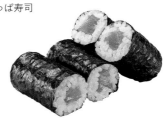

まぐろには鉄やビタ
ミンD、カリウムな
どの栄養素がたっ
ぷり。

たんぱく質	7.1 g
脂質	0.4 g
炭水化物	28.9 g
エネルギー	149 kcal

えび天うどん
かっぱ寿司

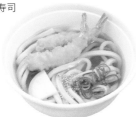

うどんは素うどんよ
り、たんぱく質を
含むトッピングを。

たんぱく質	11.4 g
脂質	7.2 g
炭水化物	39.3 g
エネルギー	274 kcal

あさりの味噌汁（米みそ／関東）
かっぱ寿司

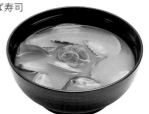

汁物でもたんぱく
質を。あさりには
亜鉛、鉄などのミ
ネラルがたっぷり。

たんぱく質	14.6 g
脂質	2.4 g
炭水化物	7.0 g
エネルギー	114 kcal

4.5gたんぱく質が摂れるサラダ
～醤油ドレッシング～
かっぱ寿司

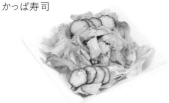

肉とほぼ同量のた
んぱく質を含むと
いわれる大豆由来
ミートをトッピング。

たんぱく質	4.8 g
脂質	3.9 g
炭水化物	8.2 g
エネルギー	86 kcal

4.5gたんぱく質が摂れるサラダ
～棒棒鶏風～
かっぱ寿司

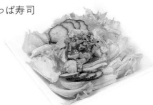

棒棒鶏風のサラダ
のほうが栄養素、エ
ネルギー量ともに少
し多め。

たんぱく質	4.9 g
脂質	6.0 g
炭水化物	8.7 g
エネルギー	107 kcal

筋トレ中&ダイエットにおすすめの外食 ［ステーキ］

鶏モモ肉200g+鶏ムネ肉200g
筋肉食堂

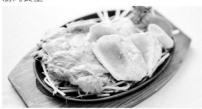

鶏もも肉とむね肉の両方を味わえるいいとこどりの一品。

たんぱく質	84.6	g
脂質	18.8	g
糖質	0.3	g
エネルギー	481	kcal

プリっぷり鶏ムネ肉 グリルステーキ200g 筋肉食堂

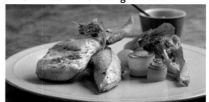

抗酸化効果や疲労回復に効くといわれるイミダゾールジペプチドがたっぷり。

たんぱく質	46.6	g
脂質	8.8	g
糖質	0.2	g
エネルギー	255	kcal

国産 和牛フィレ肉のグリル300g
筋肉食堂

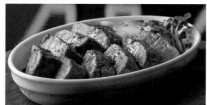

和牛は脂質が多めなので、輸入牛のステーキを選んでも。

たんぱく質	57.3	g
脂質	45.0	g
糖質	1.2	g
エネルギー	621	kcal

皮なし鶏モモ肉の 柔らか塩麹焼き 200g 筋肉食堂

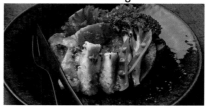

もも肉は皮を取ることで脂質の量を減らせる。

たんぱく質	38.8	g
脂質	10.1	g
糖質	10.9	g
エネルギー	274	kcal

上赤身馬刺し
筋肉食堂

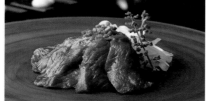

馬肉はたんぱく質が多く、鉄分などのミネラルも豊富で、カロリーが低め。

たんぱく質	10.1	g
脂質	1.3	g
糖質	0.2	g
エネルギー	51	kcal

筋トレ中におすすめの肉、部位は？

最もおすすめなのは鶏肉。なかでもむね肉やささみは高たんぱくで低脂質。むね肉に含まれるイミダゾールジペプチドには、疲労回復効果が期待できます。

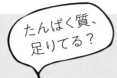

たんぱく質、足りてる？

5~10g
たんぱく質 ちょい足しのススメ

毎日ちゃんとたんぱく質がとれているかどうかが心配になったら、手軽に食べられる食品をプラスする習慣を身につけましょう。

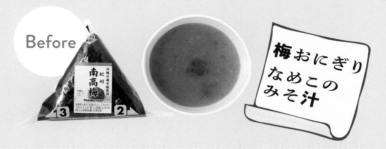

Before

梅おにぎり
なめこの
みそ汁

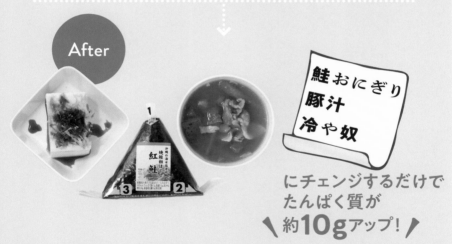

After

鮭おにぎり
豚汁
冷や奴

にチェンジするだけで
たんぱく質が
約**10g**アップ！

手軽にとり入れられるたんぱく質を
意識してプラスするようにしましょう

忙しい毎日のなかで、1食につきたんぱく質を20~30g摂取するのは至難の業。例えば、朝時間がなく、コンビニでおにぎりとみそ汁を買っている人は、その内容に目を向けてみて。梅おにぎり1個となめこのみそ汁の場合、たんぱく質はわずか5.5g。おにぎりを鮭、みそ汁を

豚汁に変え、冷や奴をプラスするだけで、たんぱく質を14.8gとることができます。ここにヨーグルトをプラスすれば、たんぱく質20gクリア。このように、毎日食べているものを見直して、5~10g程度のたんぱく質を手軽にプラスするようにしてみましょう。

たんぱく質5〜10gの食品をプラスしよう

たんぱく質が不足しているかな？と思ったら、
たんぱく質5〜10gの食品をチェックしましょう。

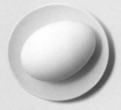

卵1個〈50g〉

たんぱく質 **5.7**g
脂質 4.7g

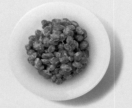

納豆1パック〈50g〉

たんぱく質 **7.3**g
脂質 4.9g

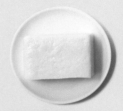

木綿豆腐1/3丁〈100g〉

たんぱく質 **6.7**g
脂質 4.5g

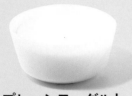

プレーンヨーグルト 200㎖

たんぱく質 **6.9**g
脂質 5.9g

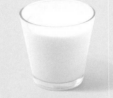

牛乳200㎖

たんぱく質 **6.3**g
脂質 7.4g

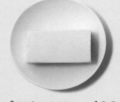

プロセスチーズ30g

たんぱく質 **6.5**g
脂質 7.4g

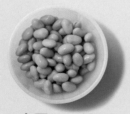

大豆〈ゆで〉60g

たんぱく質 **7.5**g
脂質 3.8g

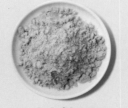

きな粉20g

たんぱく質 **6.9**g
脂質 4.9g

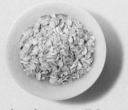

オートミール50g

たんぱく質 **6.1**g
脂質 2.6g

高たんぱく＆低脂質の食材で作る

筋肉をつけて
体を変えるレシピ

理想的な筋肉をつけるために、トレーニングと同じぐらい
大切な食事。料理家の牛尾理恵先生がおすすめする、
筋肉を効率的につけるために効果的なレシピを
たくさん紹介します。

筋肉をつけて
体を変えるための献立

筋トレ中の人はもちろん、ダイエット中の人も気になる献立のこと。
ポイントを押さえて、効率的に筋肉をつけて、カッコいい理想の体を手に入れましょう。

たんぱく質、脂質、
炭水化物のバランスを
考えて食べましょう

すぐにやせたいからといって、糖質オフダイエットをしながらトレーニングしている人は、今すぐやめましょう。カッコいい体を手に入れたいなら、たんぱく質だけでなく、糖質は欠かせません。脂質も健康を維持するうえで大切な栄養素です。まずは食事の中でたんぱく質、脂質、炭水化物をバランスよくとることを心がけましょう。たんぱく質（P）15％、脂質（F）25％、炭水化物（C）60％のバランスが理想的。このPFCバランスを意識して献立を立てましょう。

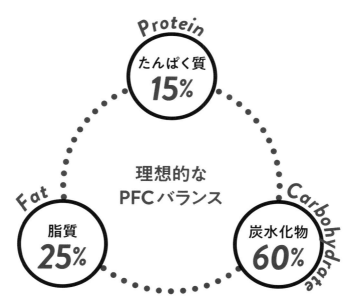

トータル摂取カロリーのうち、15％がたんぱく質、25％が脂質、60％が炭水化物というのが、最も健康的な生活が送れる可能性が高い理想的なバランスです。

朝

押し麦入りスープとスモークサーモンのサラダで
たんぱく質、ビタミン、ミネラルを補給

Menu

・**押し麦**ミネストローネ（P138）

・アボカドとオレンジとサーモンのサラダ（P144）

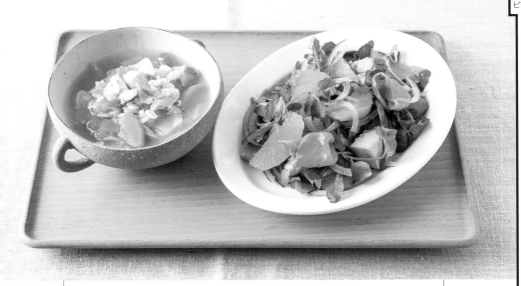

たんぱく質	**19.8** g	脂質	**21.1** g
糖質	**24.9** g	ロイシン	**1763** mg
ビタミンD	**2.0** µg	エネルギー	**386** kcal

献立POINT

食物繊維が多く、腹もちもいい押し麦
は朝ごはんに◎。生野菜と果物を使っ
たサラダでビタミンやミネラルを補給。
スモークサーモンなら、忙しい朝でも
手軽にたんぱく質を摂取できます。

昼

オートミールを使ってガパオもヘルシーに。
食物繊維、たんぱく質をアップ!

Menu

・**オートミールのガパオ風**（P132）
・しっとり**鶏**ささみとセロリのサラダ（P83）

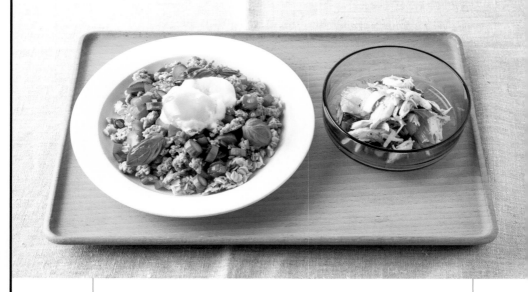

たんぱく質	**25.5** g	脂質	**13.1** g
糖質	**18.2** g	ロイシン	**2364** mg
ビタミンD	**2.0** μg	エネルギー	**386** kcal

献立POINT

ごはんの代わりに、オートミールを使うと◎。たんぱく質や食物繊維が豊富でダイエットに最適な穀類です。鶏ささみを使ったサラダで、副菜からもたんぱく質をプラスしましょう。

夜

低脂質、高たんぱくの和の定食。
鉄分補給もしっかり意識して。

Menu

- ちくわと**厚揚げ**の**煮物**（P118）
- オクラといかそうめんのキムチ**和え**（P143）
- **豚**レバーとにらのスープ（P98）
- **玄米**ごはん150g

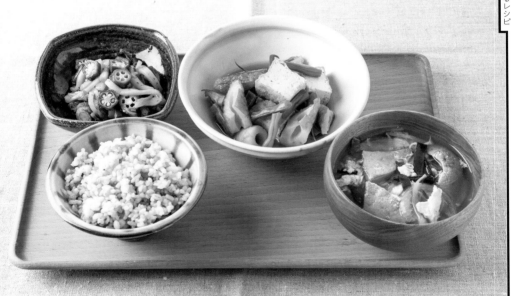

たんぱく質	**32.8** g	脂質	**9.9** g
糖質	**73.7** g	ロイシン	**3034** mg
ビタミンD	**2.6** μg	エネルギー	**554** kcal

献立POINT

いかと厚揚げは、ダイエットにうれし
い低脂質で高たんぱく。また、厚揚げ
は鉄分も豊富です。動物性たんぱく
質の豚レバーとビタミンCを含むにら
のスープで鉄の吸収率もアップ。

01 鶏むね肉

鶏肉のなかでもたんぱく質が多く含まれている部位でコストパフォーマンスも◎。
低脂質なのでたんぱく質の吸収が早いのが特徴。肉のなかでは必須アミノ酸の
ロイシンを多く含み、筋肉の回復に最適です。

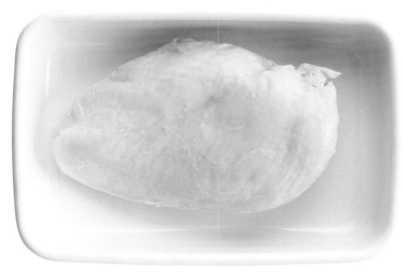

基本のサラダチキン

冷蔵	冷凍
5日	1ヵ月

全量

たんぱく質	**57.6** g	脂質	**4.8** g
糖質	**10.2** g	ロイシン	**5400** mg
ビタミンD	**0.3** μg	エネルギー	**315** kcal

材料（作りやすい分量）
鶏むね肉（皮なし）……1枚（300g）
塩……適量
＊塩の分量は、2%の場合は小さじ1（6g）、1%
の場合は小さじ1/2（3g）が目安です。

作り方
1 鶏肉は室温に戻し、塩をまぶす。保存袋に入れ、余分な空気を抜いて口を閉じる。
2 厚手の鍋にたっぷりの湯を沸かし、火を止めて1を沈め、蓋をする。そのまま粗熱がとれるまで30分以上おく。

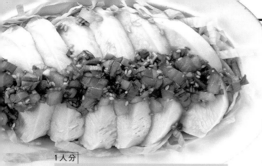

黒酢を使ってさっぱりヘルシー！
にらトマトソース

材料と作り方（2～3人分）

1 にら10gは細かく刻み、トマト1/4個は5mm角に切る。

2 1、黒酢・しょうゆ各大さじ1、白いりごま・はちみつ各小さじ1を混ぜ合わせる。

3 器に細切りにしたレタス100gを敷いてスライスしたサラダチキン1枚分を盛り、2をかける。

1人分			
たんぱく質	**20.0** g	脂質	**2.0** g
糖質	**7.5** g	ロイシン	**1865** mg
ビタミンD	**0.1** μg	エネルギー	**132** kcal

ごま油と鶏がらスープベースにゆずこしょうの辛みが◎
ねぎゆずこしょう

1人分			
たんぱく質	**20.3** g	脂質	**3.0** g
糖質	**5.1** g	ロイシン	**1886** mg
ビタミンD	**0.1** μg	エネルギー	**131** kcal

材料と作り方（2～3人分）

1 長ねぎ30gはみじん切りにする。

2 鶏がらスープの素（顆粒）小さじ1/2を湯大さじ2で溶く。

3 1、白いりごま小さじ2、ゆずこしょう小さじ1/4を合わせ、2を少しずつ加えながらのばし、ごま油小さじ1/2を加えて混ぜる。

4 器にざく切りにした水菜100gを敷いてスライスしたサラダチキン1枚分を盛り、3をかける。

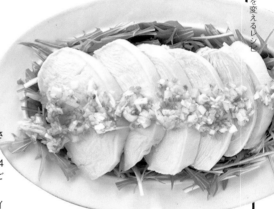

にんじんとりんごの甘さでフルーティー！
にんじんとりんごのソース

1人分			
たんぱく質	**19.8** g	脂質	**1.7** g
糖質	**7.6** g	ロイシン	**1815** mg
ビタミンD	**0.1** μg	エネルギー	**134** kcal

材料と作り方（2～3人分）

1 にんじん50g、りんご50g、にんにく1かけはそれぞれすりおろし、白ワイン大さじ2、コンソメスープの素（顆粒）小さじ1/4を鍋に入れる。

2 蓋をして中火で3分ほど蒸し煮にし、塩・こしょう各少々で味をととのえる。

3 器にベビーリーフ50gを敷いてスライスしたサラダチキン1枚分を盛り、2をかける。

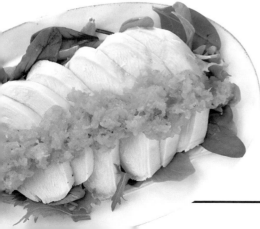

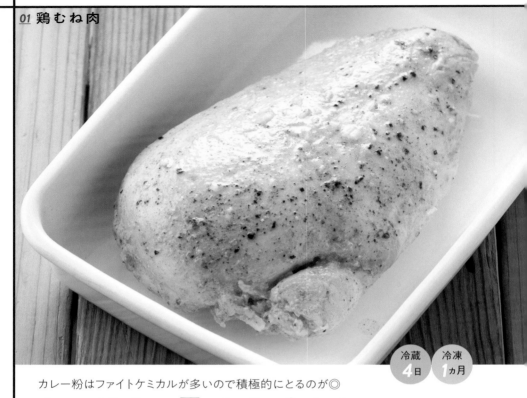

冷蔵	冷凍
4日	1ヵ月

カレー粉はファイトケミカルが多いので積極的にとるのが◎

タンドリー風サラダチキン

全量

たんぱく質	**59.2** g	脂質	**5.9** g
糖質	**14.4** g	ロイシン	**5543** mg
ビタミンD	**0.3** µg	エネルギー	**352** kcal

| memo | カレー粉

脂肪燃焼を促進させる唐辛子や、発汗作用のあるガラムマサラなど、ダイエット中にうれしいスパイスが含まれています。

材料 (作りやすい分量)
鶏むね肉 (皮なし)……1枚 (300g)
塩……小さじ1
粗びき黒こしょう……少々
A にんにく (すりおろし)
　　……1かけ分
　カレー粉……小さじ1
　カスピ海ヨーグルト (無糖)
　　……大さじ2

作り方
1 鶏肉は室温に戻し、塩、粗びき黒こしょうをすり込み、保存袋に入れる。

2 1にAを加えてよくもみ込み、余分な空気を抜いて口を閉じる。

3 厚手の鍋にたっぷりの湯を沸かし、火を止めて2を沈め、蓋をする。そのまま粗熱がとれるまで30分以上おく。

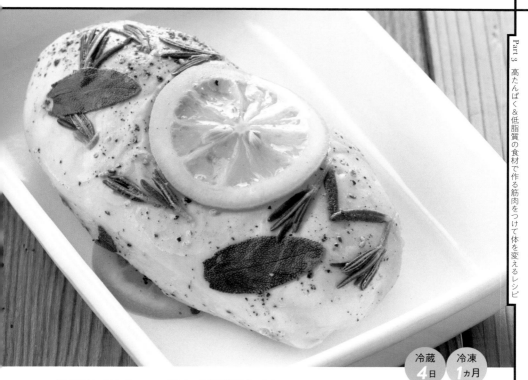

冷蔵	冷凍
4日	**1**ヵ月

輪切りレモンとハーブを1~2種類加えて!

レモンハーブサラダチキン

全量

たんぱく質	**57.9** g	脂質	**5.0** g
糖質	**12.6** g	ロイシン	**5400** mg
ビタミンD	**0.3** μg	エネルギー	**331** kcal

| memo | ハーブ

ローズマリー、セージ、ローリエ、オレガノなど、ハーブには臭み消しや香りづけ以外に抗菌作用もあり、作りおきにもおすすめ。

材料（作りやすい分量）

鶏むね肉（皮なし）……1枚（300g）
塩……小さじ1
粗びき黒こしょう……少々
A ┌ レモン（輪切り）……2枚
　　│ ローズマリー、セージ、
　　│ 　ローリエ、オレガノなど
　　└ 　お好みのハーブ……適量

作り方

1 鶏肉は室温に戻し、塩、粗びき黒こしょうをすり込み、保存袋に入れる。

2 1にAを加えてよくもみ込み、余分な空気を抜いて口を閉じる。

3 厚手の鍋にたっぷりの湯を沸かし、火を止めて2を沈め、蓋をする。そのまま粗熱がとれるまで30分以上おく。

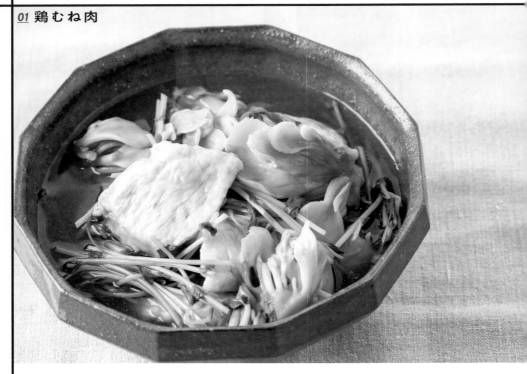

まいたけの香りとだし汁で、旨みを楽しむ

鶏むね肉とまいたけのさっと煮

1人分			
たんぱく質	**26.6** g	脂質	**2.4** g
糖質	**13.6** g	ロイシン	**2420** mg
ビタミンD	**2.6** µg	エネルギー	**196** kcal

| m e m o | まいたけ

たんぱく質や糖質を分解してエネルギーにする働きがあるビタミンB₂を、きのこ類のなかで最も多く含みます。

材料（2人分）
鶏むね肉（皮なし）……1枚（250g）
塩……小さじ1/4
片栗粉……大さじ1/2
まいたけ……1パック（100g）
豆苗……1パック（100g）
A｜だし汁……300ml
　｜しょうゆ・みりん……各大さじ1
　｜しょうがの絞り汁……小さじ2

作り方
1 鶏肉は食べやすい大きさのそぎ切りにし、塩をふって片栗粉を薄くまぶす。まいたけはほぐし、豆苗は根元を切り落として半分に切る。

2 鍋にAを入れて温め、鶏肉、まいたけを加えて中火で3分ほど煮る。

3 豆苗を加え、塩少々（分量外）で味をととのえる。

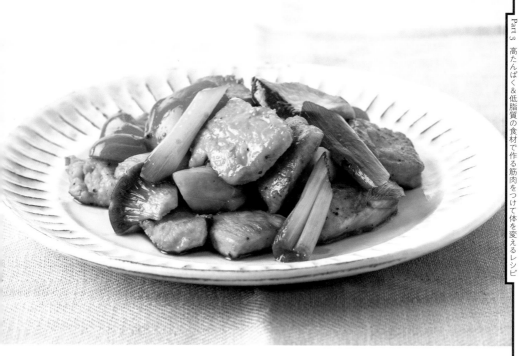

黒酢のマイルドな酸味で食欲増進！

鶏むね肉とパプリカの黒酢炒め

1人分			
たんぱく質	**26.0** g	脂質	**6.1** g
糖質	**16.4** g	ロイシン	**2405** mg
ビタミンD	**0.6** μg	エネルギー	**239** kcal

| memo | エリンギ

エリンギをはじめとしたきのこ類は食物繊維が多く、腸内環境をととのえます。旨みも出るので、積極的にとり入れて。

材料（2人分）

鶏むね肉（皮なし）──1枚（250g）
塩──小さじ1/4
こしょう──少々
小麦粉──大さじ1/2
エリンギ──1本
長ねぎ──1/2本
赤パプリカ──1/2個
ごま油──小さじ2
A | 黒酢・みりん・しょうゆ
　　──各大さじ1

作り方

1 鶏肉は食べやすい大きさのそぎ切りにし、塩、こしょうをふって小麦粉を薄くまぶす。

2 エリンギは縦半分に切ってから乱切りにし、長ねぎ、パプリカは乱切りにする。

3 フライパンにごま油を中火で熱し、1を入れる。3分ほど焼いたら裏を返してフライパンの片側に寄せ、エリンギ、長ねぎを加え、しんなりするまで炒める。

4 パプリカを加えて炒め合わせ、**A**を加えてからめる。

<u>02</u> 鶏ささみ

低糖質・低脂質でありながら高たんぱくな鶏ささみは、たんぱく質の代謝に
欠かせないビタミンB6も豊富なので、運動する人や、ダイエット中におすすめの
食材です。パサつきやすいので、しっとりと仕上げる調理のコツを紹介します。

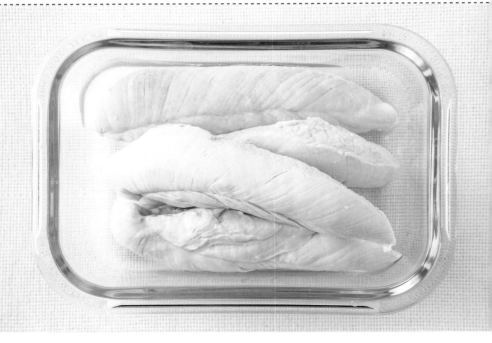

表面がプリッとしてきたらOK!
パサつきがちな鶏ささみをしっとりゆでて

しっとり鶏ささみ

	冷蔵	冷凍
	4日	1ヵ月

全量

たんぱく質	55.2 g	脂質	1.4 g
糖質	7.8 g	ロイシン	5320 mg
ビタミンD	0.0 µg	エネルギー	274 kcal

材料(作りやすい分量)

鶏ささみ……4本

作り方

鍋にたっぷりの湯を沸かし、鶏ささみを入
れてすぐに火を止める。そのまま15分ほ
どおいて、余熱で火を通す。

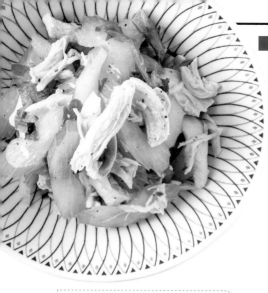

しっとり鶏ささみアレンジ Recipe

シャキシャキ食感のセロリでさっぱりと

しっとり鶏ささみと
セロリのサラダ

1人分			
たんぱく質	14.0 g	脂質	2.4 g
糖質	2.7 g	ロイシン	1342 mg
ビタミンD	0.0 μg	エネルギー	94 kcal

材料（2人分）

しっとり鶏ささみ（P82／筋は取り除く）……2本
セロリ……1本
塩……1g
A｜レモン汁……小さじ2
　｜オリーブ油……小さじ1
　｜塩・こしょう……各少々

作り方

1　セロリは筋を取り除いて斜め薄切りにし、葉は2cm幅のざく切りにする。塩をふってもみ、10分ほどおいて水分が出てきたら絞る。

2　ボウルに食べやすい大きさに裂いたしっとり鶏ささみ、1、Aを入れて和える。

| memo | セロリ

ビタミンがバランスよく含まれ、また抗酸化作用が高いので、アンチエイジングにもおすすめです。

＊お好みでレーズンやハーブを加えるのもおすすめです。

クセのないチンゲン菜で、青菜の栄養をしっかり摂取！

しっとり鶏ささみと青菜の和え物

1人分			
たんぱく質	14.7 g	脂質	2.4 g
糖質	3.4 g	ロイシン	1397 mg
ビタミンD	0.0 μg	エネルギー	99 kcal

| memo | チンゲン菜

鉄やカルシウムが豊富で、アクやクセがないので食べやすさも◎。栄養が逃げないようにさっと加熱して。

材料（2人分）

しっとり鶏ささみ（P82／筋は取り除く）……2本
チンゲン菜……2株
A｜オイスターソース・しょうゆ・ごま油……各小さじ1
　｜カレー粉……ふたつまみ

作り方

1　チンゲン菜は3cm幅のざく切りにする。

2　鍋にたっぷりの湯を沸かし、塩少々（分量外）を加え、1を茎のほうから入れて30秒ほどゆでる。葉を加えてさらに30秒ほどゆでたらザルに上げて冷水にとる。冷めたら水けを絞る。

3　ボウルに食べやすい大きさに裂いたしっとり鶏ささみ、2、Aを入れて和える。

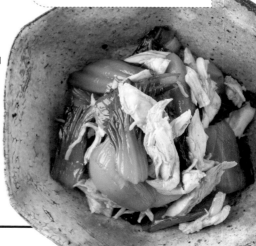

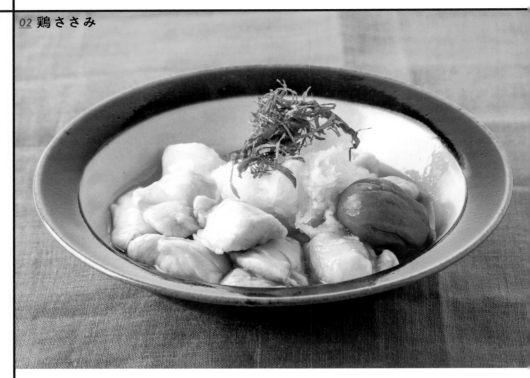

プルプルな鶏ささみが絶品！

鶏ささみの梅煮

1人分					
たんぱく質	**28.6** g		脂質	**0.9** g	
糖質	**11.9** g	ロイシン	**2723** mg		
ビタミンD	**0.0** μg	エネルギー	**193** kcal		

| memo | 大根

健康や美容に欠かせないビタミンCが豊富。またカリウムも豊富なので、むくみの解消にもとり入れたい食材です。

材料（2人分）
鶏ささみ（筋は取り除く）……4本
片栗粉……大さじ1/2
A｜ だし汁……200㎖
　　 酒……大さじ1
　　 しょうゆ・みりん……各大さじ1/2
　　 砂糖……小さじ1/2
　　 梅干し（塩分7%）……2個
大根おろし……150g
青じそ（せん切り）……5枚分

作り方
1　鶏ささみは食べやすい大きさのそぎ切りにし、片栗粉を薄くまぶす。
2　鍋にAを入れて温め、1を加えて中火で5分ほど煮る。
3　器に2を盛り、大根おろし、青じそをのせる。

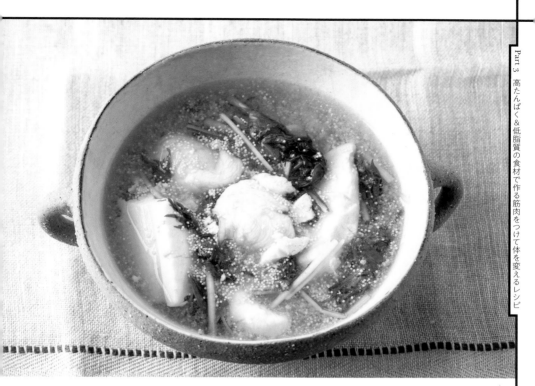

たらこのプチプチ感が楽しいスープ

鶏ささみと豆腐とたらこのスープ

1人分				
たんぱく質	**21.7** g		脂質	**2.6** g
糖質	**6.5** g	ロイシン	**2076** mg	
ビタミンD	**0.3** µg	エネルギー	**147** kcal	

| memo | たらこ

鉄や亜鉛が含まれているので、貧血の予防に効果的。ほかにもさまざまな栄養が含まれていますが、過剰摂取はNGです。

材料（2人分）

鶏ささみ（筋は取り除く）……2本
片栗粉……小さじ1
たらこ……1本（30〜40g）
水菜……60g
絹ごし豆腐……1/3丁（100g）
だし汁……400㎖
酒……大さじ1
しょうゆ……小さじ1/2
塩……小さじ1/3

作り方

1 鶏ささみは食べやすい大きさのそぎ切りにし、片栗粉を薄くまぶす。

2 たらこは薄皮から出し、水菜は3cm幅のざく切りにする。

3 鍋にだし汁、酒を入れて中火で温め、*1*、*2*を入れ、豆腐をスプーンですくって加え、3分ほど煮る。

4 しょうゆ、塩で味をととのえる。

03 豚ヒレ肉

脂肪が少ないので消化が早く、筋肉に吸収されやすいのが◎。
ビタミンの含有量は豚肉のなかでもトップ。漬け込んでやわらかくしたり、
フードプロセッサーでミンチにするのがおすすめ。

豚ヒレ肉で作るから低脂肪でヘルシー！

ガパオ風
ひき肉炒め

1人分				＊サニーレタスとライムを含む
たんぱく質	**21.1** g	脂質	**2.9** g	
糖質	**13.8** g	ロイシン	**1993** mg	
ビタミンD	**1.0** µg	エネルギー	**176** kcal	

材料（2〜3人分）

豚ヒレかたまり肉……300g

A｜エリンギ……1パック
　｜赤パプリカ……1/2個
　｜ピーマン……2個

B｜玉ねぎ……1/4個
　｜にんにく・しょうが……各1かけ

赤唐辛子（小口切り）……ひとつまみ

ごま油……小さじ1

C｜ナンプラー……大さじ1
　｜きび糖……小さじ1

ライム・サニーレタス……各適量

作り方

1 豚肉は一口大に切り、フードプロセッサーに入れて撹拌し、ミンチにする。

2 Aは1cm角に切る。

3 Bはみじん切りにする。

4 フライパンにごま油を薄くひいて熱し、3と赤唐辛子を中火で炒める。香りが出てきたら1を加えて炒め合わせる。火が通ってきたら2を加えてさっと炒め合わせ、Cで味つけする。

5 ライムを搾り、サニーレタスに包んで食べる。

脂肪の少ないヒレ肉で作った肉団子が絶品！

ココナッツ
ミルクスープ

1人分				＊パクチーとレモンを含む
たんぱく質	**22.8** g	脂質	**21.3** g	
糖質	**18.1** g	ロイシン	**2094** mg	
ビタミンD	**0.1** µg	エネルギー	**363** kcal	

材料（2〜3人分）

A｜豚ヒレかたまり肉（一口大に切る）
　｜　　……300g
　｜にんにく・しょうが……各1かけ
　｜玉ねぎ……1/4個
　｜片栗粉……小さじ2
　｜塩……小さじ1/4
　｜こしょう……少々

ミニトマト・マッシュルーム……各1パック

B｜ココナッツミルク……400ml
　｜鶏がらスープの素（顆粒）……小さじ1

ナンプラー……小さじ2

作り方

1 Aをフードプロセッサーに入れて撹拌し、肉だねを作る。

2 ミニトマトはヘタを取り、マッシュルームは半分に切る。

3 鍋に水200ml（分量外）とBを合わせて中火で温め、1を一口大に丸めて入れる。煮立ったら5分ほど煮、2を加えてさらに3分ほど煮て、ナンプラーで味つけする。

4 器に盛り、ざく切りにしたパクチー、輪切りにしたレモン各適量（分量外）をのせる。

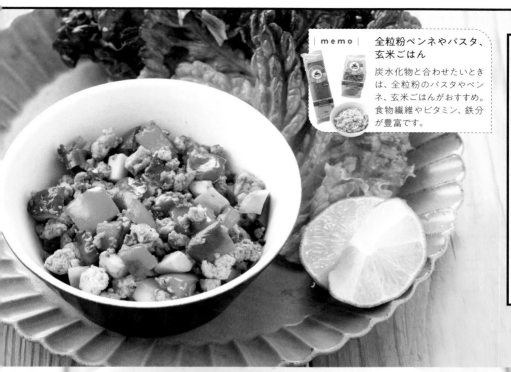

| memo | 全粒粉ペンネやパスタ、玄米ごはん

炭水化物と合わせたいときは、全粒粉のパスタやペンネ、玄米ごはんがおすすめ。食物繊維やビタミン、鉄分が豊富です。

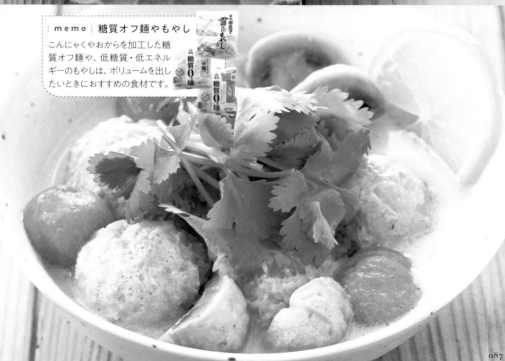

| memo | 糖質オフ麺やもやし

こんにゃくやおからを加工した糖質オフ麺や、低糖質・低エネルギーのもやしは、ボリュームを出したいときにおすすめの食材です。

漬け込み3種

漬け込むだけで
しっとりやわらか！

塩麹漬け

全量				
たんぱく質	**75.8** g	脂質	**5.8** g
糖質	**41.2** g	ロイシン	**7372** mg
ビタミンD	**0.0** μg	エネルギー	**524** kcal

冷蔵	冷凍
5日	**1**ヵ月

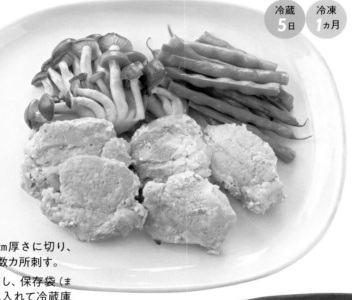

材料（作りやすい分量）
豚ヒレかたまり肉
　　……400g
塩麹……40g

作り方
1 豚肉は1〜1.5cm厚さに切り、
　　包丁の刃先で数カ所刺す。
2 1に塩麹をまぶし、保存袋（ま
　　たは保存容器）に入れて冷蔵庫
　　で一晩〜3日漬ける。

食べ方（1人分）
塩麹を軽くぬぐった豚肉5枚（約150g）、
石づきを切り落としてほぐしたしめじ
1/2パック分、2〜3等分に切ったさや
いんげん6本分をアルミホイルで包み、
魚焼きグリルで10分ほど蒸し焼きにす
る。

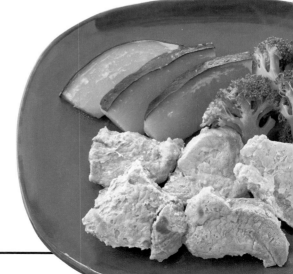

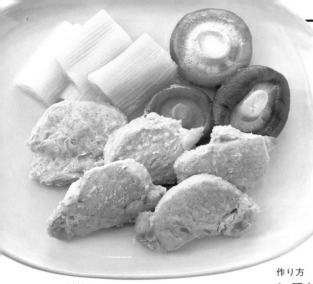

みそと合わせた
風味豊かな粕漬け

粕漬け

冷蔵	冷凍
5日	1ヵ月

材料（作りやすい分量）

豚ヒレかたまり肉……400g
酒粕（練り粕）……15g
みそ……20g

全量			
たんぱく質	**78.4** g	脂質	**6.6** g
糖質	**25.4** g	ロイシン	**7610** mg
ビタミンD	**0.0** µg	エネルギー	**489** kcal

作り方

1　豚肉は1〜1.5cm厚さに切り、包丁の刃先で数カ所刺す。

2　酒粕とみそをよく混ぜ合わせる。

3　1に2をもみ込み、保存袋（または保存容器）に入れて冷蔵庫で一晩〜3日漬ける。

食べ方（1人分）

豚肉5枚（約150g）、4cm長さに切った長ねぎ1/2本分、石づきを切り落としたしいたけ3枚をアルミホイルで包み、魚焼きグリルで10分ほど蒸し焼きにする。

2種類の発酵食品パワーで腸活！

ヨーグルト
みそ漬け

冷蔵	冷凍
5日	1ヵ月

全量			
たんぱく質	**76.7** g	脂質	**6.8** g
糖質	**23.1** g	ロイシン	**7453** mg
ビタミンD	**0.0** µg	エネルギー	**465** kcal

材料（作りやすい分量）

豚ヒレかたまり肉……400g
カスピ海ヨーグルト（無糖）……15g
みそ……20g

作り方

1　豚肉は1〜1.5cm厚さに切り、包丁の刃先で数カ所刺す。

2　カスピ海ヨーグルトとみそをよく混ぜ合わせる。

3　1に2をもみ込み、保存袋（または保存容器）に入れて冷蔵庫で一晩〜3日漬ける。

食べ方（1人分）

豚肉5枚（約150g）、小房に分けたブロッコリー70g、薄切りにしたかぼちゃ100gをアルミホイルで包み、魚焼きグリルで10分ほど蒸し焼きにする。

04 牛もも肉

脂肪分が少ない部位。筋肉づくりには、外もも肉より、脂肪がより少ない
内もも肉のほうがおすすめです。また、もも肉は牛肉のなかでも
亜鉛が豊富に含まれているので、髪にもいい効果が。

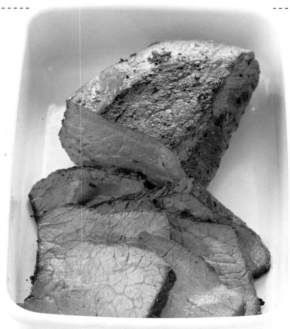

サンドイッチの具やサラダなど、
アレンジ自在！

ローストビーフ

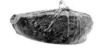

冷蔵	冷凍
5日	**1**ヵ月

全量			
たんぱく質	**90.2** g	脂質	**22.0** g
糖質	**25.7** g	ロイシン	**8592** mg
ビタミンD	**0.5** μg	エネルギー	**679** kcal

材料（作りやすい分量）
牛ももかたまり肉……400〜500g
塩……小さじ2
粗びき黒こしょう……少々
にんにく（すりおろし）……1かけ分
オリーブ油……少々
A｜赤ワイン・しょうゆ・みりん……各小さじ2

＊冷凍する場合は、薄切りにし
てラップで平らにぴっちりと包
み、冷凍用保存袋に入れる。

作り方

1 牛肉は室温に戻し、塩、粗びき黒こしょう、に
んにくをすり込む。

2 フライパンにオリーブ油を薄くひいて熱し、*1*
を中火で焼く。各面を4〜5分ずつ焼いたらア
ルミホイルで2重に包み、そのまま粗熱がと
れるまでおく。

3 *2*のフライパンを拭き、**A**をひと煮立ちさせる。
ポリ袋に注いで*2*を入れ、1時間以上漬ける。

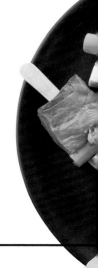

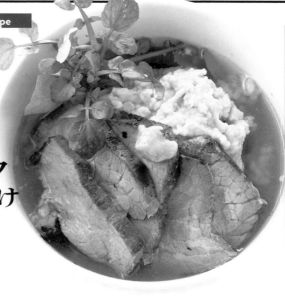

ごはんが少なめでも満足感あり！

ローストビーフ アボカド茶漬け

材料と作り方（1人分）

1. ごはん茶碗に温かい玄米ごはん150gを盛り、ちぎった焼きのり適量、つぶしたアボカド50g、ローストビーフ（薄切り）100g、わさび・クレソン各適量をのせる。

2. しょうゆ（またはローストビーフのタレ）少々をかけ、温かいだし汁200mℓを注ぐ。

1人分			
たんぱく質	**23.7** g	脂質	**14.1** g
糖質	**59.0** g	ロイシン	**2226** mg
ビタミンD	**0.1** μg	エネルギー	**477** kcal

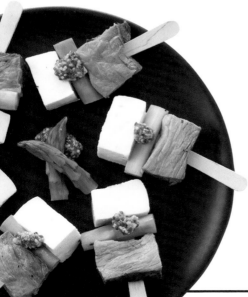

かわいくて食べ応えしっかり！

ピンチョス風

1人分			
たんぱく質	**15.2** g	脂質	**9.0** g
糖質	**5.0** g	ロイシン	**916** mg
ビタミンD	**0.1** μg	エネルギー	**164** kcal

材料と作り方（2人分）

1. ローストビーフ100gは6等分に四角に切る。

2. 小さめのグリーンアスパラガス2本は筋を取り除いて塩ゆでし、3〜4等分に切る。

3. モッツァレラチーズ60gは6等分に切る。

4. ピックに1、2、3を刺し、粒マスタード適量を添える。

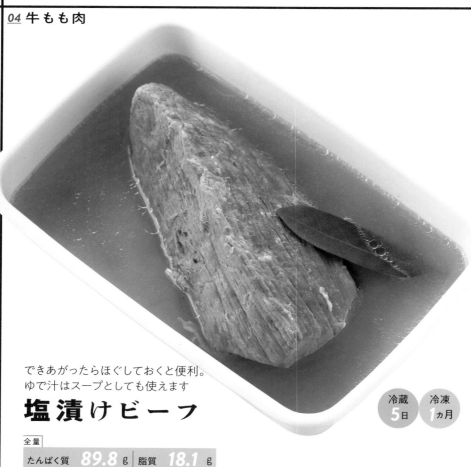

できあがったらほぐしておくと便利。
ゆで汁はスープとしても使えます

塩漬けビーフ

冷蔵 **5日**　冷凍 **1ヵ月**

全量			
たんぱく質 **89.8** g		脂質 **18.1** g	
糖質 **22.9** g		ロイシン **8535** mg	
ビタミンD **0.5** µg		エネルギー **614** kcal	

材料(作りやすい分量)
牛ももかたまり肉……400〜500g
塩……大さじ1
A｜ローリエ……1枚
　｜にんにく(すりおろし)……1かけ分
　｜玉ねぎ(すりおろし)……大さじ2

＊冷凍する場合は、ゆで汁ごと保存容器に入れる。または、汁けをきって小分けにしてラップで包み、冷凍用保存袋に入れる。

作り方
1　牛肉に塩をすり込み、ポリ袋に入れる。

2　1にAを加えて軽くもみ、余分な空気を抜いて口を縛り、冷蔵庫で一晩おく。

3　牛肉をポリ袋から出して鍋に入れ、たっぷりの水を注いで強火にかける。沸騰したら中火にしてやわらかくなるまで2〜3時間ゆでる(圧力鍋なら20分加圧する)。

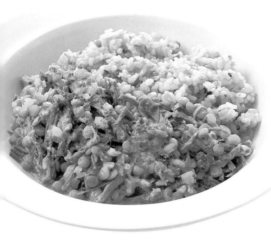

高たんぱく・低脂質のレンズ豆をプラスして！

レンズ豆と塩漬けビーフの ヨーグルトカレー

1人分			
たんぱく質	**19.9** g	脂質	**8.0** g
糖質	**34.8** g	ロイシン	**1854** mg
ビタミンD	**0.1** μg	エネルギー	**308** kcal

材料と作り方（3人分）

1　塩漬けビーフ200gはほぐす。レンズ豆100gは水で洗う。ミニトマト100gはヘタを取る。

2　玉ねぎ1/2個、にんにく1かけ、しょうが1かけはみじん切りにする。

3　鍋にオリーブ油小さじ2を熱し、2、ガラムマサラ・ターメリック・クミン各小さじ1/2を弱火で炒める。香りが出てきたら1、塩漬けビーフのゆで汁400ml（足りなければ水を加える）を加え、蓋をして中火で10分ほど煮、カスピ海ヨーグルト（無糖）200g、カレー粉小さじ2、塩・こしょう各少々で味つけする。

4　器に温かい雑穀玄米ごはん450gを等分に盛り、3をかけ、パセリのみじん切り適量を散らす。

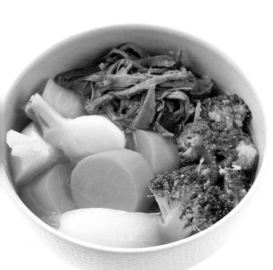

おいしいゆで汁が野菜に染みて大満足！

ポトフ風

1人分			
たんぱく質	**22.8** g	脂質	**4.1** g
糖質	**18.4** g	ロイシン	**2042** mg
ビタミンD	**0.1** μg	エネルギー	**217** kcal

材料と作り方（2人分）

1　にんじん1/2本は2cm厚さの輪切り、かぶ大1個は茎を少し残して4つ割り、玉ねぎ1/2個はくし形に切る。

2　ブロッコリー1/2個は小房に分ける。

3　塩漬けビーフ200gは食べやすい大きさにほぐして鍋に入れ、1、塩漬けビーフのゆで汁（またはコンソメスープ）600mlを加え、蓋をして中火で15分ほど煮る。

4　2を加えてさらに3分ほど煮る。味をみて足りなければ、塩適宜、こしょう少々でととのえる。

| memo | 半熟ゆで卵

野菜が多めのスープなので、たんぱく質が足りないと感じた場合は、半熟ゆで卵をトッピングして。もちろん、かたゆででもOK。

05 ラム

L-カルニチンという栄養素を多く含んでいるのが特徴。動物性たんぱく質に含まれるアミノ酸の一種で、脂肪燃焼効果があり、ダイエットに最適です。また、ビタミンB群や鉄、亜鉛も豊富に含みます。

ラム肉のおいしさを堪能できる一品！

ラムとコーンの スパイス炒め

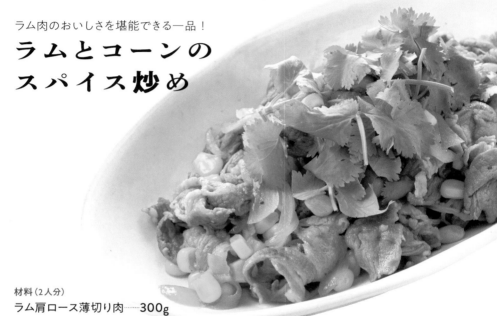

材料（2人分）

ラム肩ロース薄切り肉……300g
塩・こしょう……各少々
ホールコーン缶
　　……小1缶（内容量85g：固形量55g）
玉ねぎ……小1個（120g）
にんにく……1かけ
オリーブ油……小さじ1
A｜クミン・パプリカ・
　｜ターメリック・コリアンダー
　｜（すべてパウダー）
　｜　　……各5ふりほど
　｜塩……小さじ1/3
　｜こしょう……少々
B｜酢……小さじ1
　｜しょうゆ……小さじ1/2
パクチー……適量

1人分			
たんぱく質	**22.2** g	脂質	**37.2** g
糖質	**19.1** g	ロイシン	**1917** mg
ビタミンD	**0.0** μg	エネルギー	**506** kcal

作り方

1 ラム肉は塩、こしょうをふる。玉ねぎは薄切り、にんにくはみじん切りにする。

2 フライパンにオリーブ油、にんにくを弱火で熱し、香りが出てきたらラム肉を加えて強火で炒める。色が変わってきたら玉ねぎを加えて炒め合わせ、しんなりしてきたら汁けをきったコーン、Aを加えて炒め合わせる。

3 仕上げにBを加えてさっと混ぜ、器に盛り、ざく切りにしたパクチーをのせる。

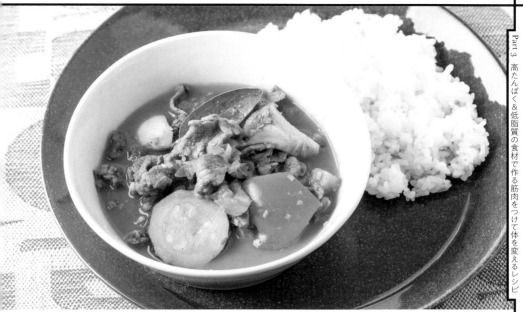

お好みのスパイスを使えば、
さらに旨みが引き立つ！

ラムのスープカレー

1人分			
たんぱく質	**19.3** g	脂質	**20.3** g
糖質	**43.6** g	ロイシン	**1736** mg
ビタミンD	**1.4** µg	エネルギー	**470** kcal

材料（2人分）

ラム肩ロース薄切り肉——200g
塩・こしょう——各適量
にんにく・しょうが——各1かけ
玉ねぎ——1/4個
ズッキーニ——1/2本
エリンギ——1本
赤パプリカ——1/2個
トマト——1個
オリーブ油——小さじ2
カレー粉（またはお好みのスパイス）
　——大さじ1と1/2
A｜水——300mℓ
　｜白ワイン——50mℓ
　｜ローリエ——2枚
ごはん——300g

＊クミンやコリアンダー、ガラムマサラを加え
てお好みの味にするのもおすすめです。その
場合、カレー粉の分量を少し減らして。

作り方

1　ラム肉は塩、こしょう各少々をふる。

2　にんにく、しょうが、玉ねぎはみじん切りにする。

3　ズッキーニは1cm厚さの輪切り、エリンギは縦半分に切ってから乱切りにする。パプリカは乱切り、トマトはざく切りにする。

4　フライパンにオリーブ油小さじ1を中火で熱し、1を炒める。火が通ったら取り出す。

5　4のフライパンにオリーブ油小さじ1、2、カレー粉を入れ、中火で炒める。香りが出てきたら、ズッキーニ、エリンギ、パプリカを加え、4を戻し入れて炒め合わせる。

6　全体に油がなじんだらトマト、Aを加えて蓋をして、弱めの中火で10分ほど煮る。

7　味をみながら塩小さじ1/2、こしょう少々、しょうゆ小さじ1（分量外）で味をととのえる。

8　器に盛り、ごはんを添える。

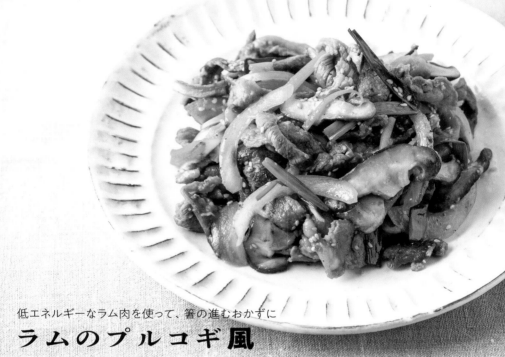

低エネルギーなラム肉を使って、箸の進むおかずに

ラムのプルコギ風

1人分			
たんぱく質 **17.5** g		脂質 **20.1** g	
糖質 **13.1** g	ロイシン **1597** mg		
ビタミンD **1.0** μg	エネルギー **319** kcal		

| memo | しいたけ

カルシウムの吸収を促すビタミンDの含有量が多く、子どもの成長はもちろん、骨粗しょう症の予防にも効果的。

材料（2人分）

ラム肩ロース薄切り肉……200g
塩・こしょう……各少々
玉ねぎ……1/2個
しいたけ……3枚
にんじん……30g
万能ねぎ……20g
ごま油……小さじ2
A　にんにく（すりおろし）……1/2かけ分
　　みそ・しょうゆ……各大さじ1/2
　　酒……大さじ1
　　砂糖・白いりごま……各小さじ1
　　一味唐辛子……ふたつまみ

作り方

1　ラム肉は塩、こしょうをふる。

2　玉ねぎ、しいたけは薄切りにし、にんじんは細切りにする。万能ねぎは3cm長さに切る。

3　フライパンにごま油を中火で熱し、1を炒める。火が通ってきたら、玉ねぎ、にんじん、しいたけの順に加えながら炒め合わせる。

4　混ぜ合わせたAを回し入れ、全体を混ぜ合わせたら、万能ねぎを加えてさっと混ぜる。

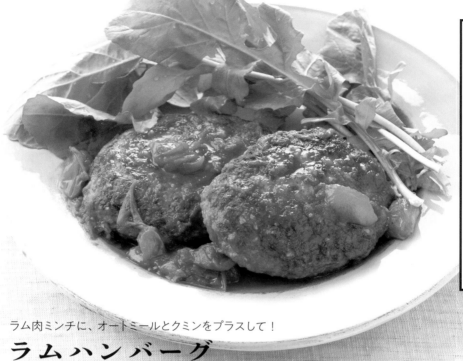

ラム肉ミンチに、オートミールとクミンをプラスして！

ラムハンバーグ

1人分			
たんぱく質	**32.3** g	脂質	**20.6** g
糖質	**19.6** g	ロイシン	**3043** mg
ビタミンD	**1.1** µg	エネルギー	**433** kcal

| memo | カルダモン・チリ

このレシピでは肉だねにクミンを加えましたが、お好みでさわやかな香りが特徴のカルダモンや、辛みのあるチリをプラスしても◎。

材料（2人分）
ラムもも肉（一口大に切る）……300g
玉ねぎ……1/2個
オートミール……30g
卵（Sサイズ）……1個
A｜クミン・塩……各小さじ1/4
　｜こしょう……少々
オリーブ油……少々
B｜ミニトマト（4等分に切る）……100g
　｜赤ワイン……100ml
　｜トマトケチャップ……大さじ1
　｜ウスターソース・しょうゆ……各小さじ1

作り方
1　玉ねぎは大さじ1分をすりおろす。残りは2で使う。

2　フードプロセッサーにオートミールを入れて砕き、ラム肉を加えて撹拌する。卵、残りの玉ねぎ、Aを加えて撹拌し、4等分の小判形に成形する。

3　フライパンにオリーブ油を熱し、2を中火で3分ほど焼き、裏返してさらに焼く。

4　1を加えて炒め、Bを加えて煮立ったら3分ほど煮からめる。器に盛り、ルッコラ適量（分量外）を添える。

<u>06</u> レバー

ビタミンAや亜鉛が豊富で、美肌づくりを助けます。鉄分も多く、
貧血予防にも効果的。鉄分が不足すると、筋肉に酸素が届きにくくなり
代謝が下がるので注意です。

栄養たっぷりのレバーは、
積極的にとり入れて！

豚レバーの ねぎ和え

1人分			
たんぱく質 **13.4** g		脂質 **3.4** g	
糖質 **7.0** g		ロイシン **1382** mg	
ビタミンD **1.0** μg		エネルギー **131** kcal	

材料（2人分）
豚レバー（薄切り）……150g
酒……50㎖
九条ねぎ（小口切り）……20g
A│しょうが（すりおろし）
　│……1/2かけ分
　│ごま油・しょうゆ……各小さじ1
　│塩……ひとつまみ

作り方

1 レバーは水洗いし、ペーパータオルで水けを
しっかりと拭き取る。

2 鍋に500㎖ほどの湯を沸かし、酒を加え、中火
で1を2分ほどゆでる。水けをしっかりときり、
冷ます。

3 ボウルに2、九条ねぎ、Aを入れて和える。

＊ぐつぐつゆでるより、ややぬるめの湯でゆでるとしっとりと仕上が
ります。

定番の組み合わせも、スープにして気分転換

豚レバーとにらの スープ

1人分			
たんぱく質 **13.0** g		脂質 **3.8** g	
糖質 **8.3** g		ロイシン **1282** mg	
ビタミンD **1.8** μg		エネルギー **131** kcal	

材料（2人分）
豚レバー（薄切り）……100g
にら……1/4束（25g）
玉ねぎ……1/4個
しょうが……1かけ
A│だし汁……400㎖
　│酒……大さじ2
しょうゆ……小さじ1
塩……小さじ1/2
こしょう……少々
溶き卵……1個分

作り方

1 レバーは水洗いし、ペーパータオルで水けを
しっかりと拭き取る。

2 にらは3㎝長さに切り、玉ねぎは薄切りにす
る。しょうがは細切りにする。

3 鍋にAを入れて温め、1、玉ねぎ、しょうがを
加えて中火で3分ほど煮る。

4 にら、しょうゆ、塩、こしょうを加え、溶き卵を
回し入れる。

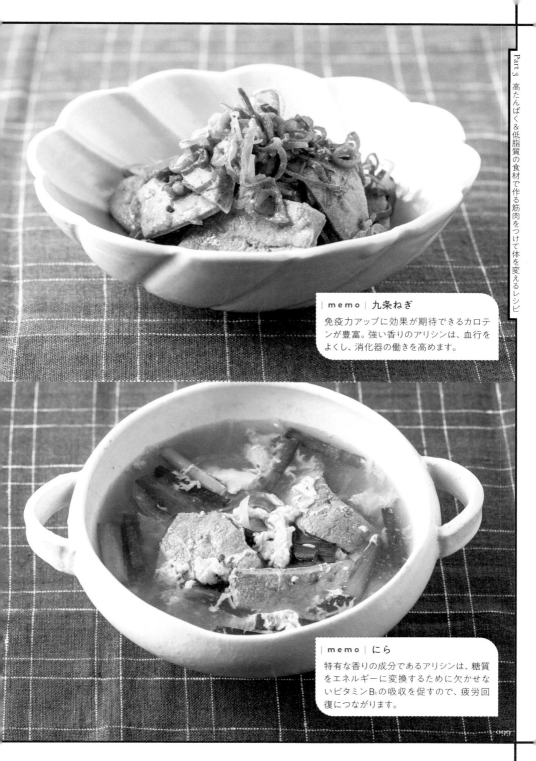

| memo | 九条ねぎ

免疫力アップに効果が期待できるカロテンが豊富。強い香りのアリシンは、血行をよくし、消化器の働きを高めます。

| memo | にら

特有な香りの成分であるアリシンは、糖質をエネルギーに変換するために欠かせないビタミンB_1の吸収を促すので、疲労回復につながります。

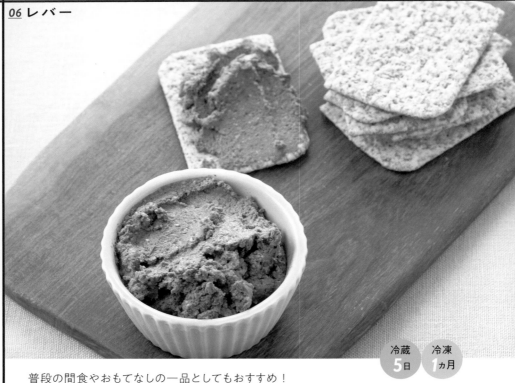

冷蔵 **5**日 ／ 冷凍 **1**ヵ月

普段の間食やおもてなしの一品としてもおすすめ！

レバーペースト

1/8 量分			＊全粒粉クラッカーは除く	
たんぱく質	**6.7** g	脂質	**1.3** g
糖質	**2.4** g	ロイシン	**700** mg
ビタミンD	**0.1** μg	エネルギー	**48** kcal

| memo | 全粒粉クラッカー

食物繊維がたっぷりの全粒粉クラッカー。かためでザクザクとしっかりした噛み応えは満足度を高めます。香ばしい香りも◎。

材料（作りやすい分量・約8食分）
鶏レバー……240g
牛乳……大さじ2
にんにく（半分に切る）……1かけ分
A｜カッテージチーズ……100g
　｜セージ、タイムなどお好みのハーブ
　　……3本
　｜塩……小さじ2/3
　｜こしょう……少々
全粒粉クラッカー……適量

作り方

1 レバーは余分な脂や筋を取り除き、食べやすい大きさに切り、よく洗ってから、にんにくと一緒に牛乳に10分ほど浸して臭みを抜く。

2 鍋に湯を沸かし、汁けをきった1を強火で5分ほどゆで、ザルに上げて水けをきる（にんにくはお好みで取り除く）。

3 フードプロセッサーに2、Aを入れて撹拌し、ペーストにする。全粒粉クラッカーに塗って食べる。

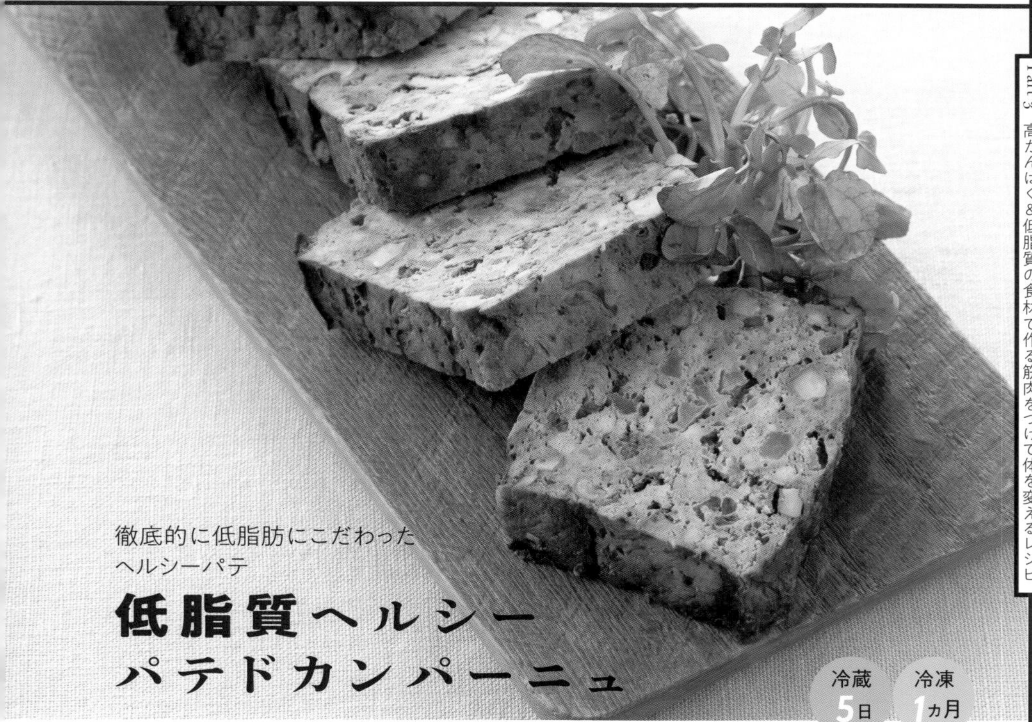

徹底的に低脂肪にこだわった
ヘルシーパテ

低脂質ヘルシー パテドカンパーニュ

冷蔵	冷凍
5日	1ヵ月

1/8量分			＊クレソンは除く
たんぱく質	**12.9** g	脂質	**4.7** g
糖質	**8.0** g	ロイシン	**1276** mg
ビタミンD	**0.3** µg	エネルギー	**128** kcal

| memo | カスピ海ヨーグルト

粘りがあり、マイルドな酸味が特徴。クレモリス菌FC株という生きて大腸まで届く乳酸菌が存在し、腸活において注目されています。

材料（9×18cmパウンド型1台分）
鶏レバー……200g
豚ヒレかたまり肉……300g
A　卵……1個
　　カスピ海ヨーグルト（無糖）
　　　……100g
　　にんにく……1かけ
　　お好みのハーブ……3本
　　塩……小さじ2/3
　　こしょう……少々
B　りんご……90g
　　くるみ・ドライいちじく……各30g
ローリエ……4枚

作り方

1　レバーは余分な脂や筋を取り除き、食べやすい大きさに切り、よく洗ってから水（または牛乳）に10分ほどさらして血抜きをし、水けをよくきる。豚肉は一口大に切る。

2　フードプロセッサーに1、Aを入れて撹拌する。

3　Bは5mm角程度に切り、ボウルに入れ、2を加えて混ぜ合わせる。

4　オリーブ油（分量外）を薄く塗ったパウンド型に3を詰め、平らにならしたらローリエをのせる。

5　180℃に予熱したオーブンで60分焼く。粗熱が取れたら型からはずして6〜8等分に切り、クレソン適量（分量外）を添える。

スパイシーな味つけで食べやすい！

鶏レバーのカレー粉焼き

1人分			*グリーンリーフを含む		
たんぱく質	**19.7** g	脂質	**2.4** g
糖質	**6.5** g	ロイシン	**2075** mg
ビタミンD	**0.2** µg	エネルギー	**127** kcal

材料（2人分）
鶏レバー……240g
塩……小さじ1/3
粗びき黒こしょう……少々
カレー粉……小さじ1/4
グリーンリーフ……適量

作り方

1 レバーは余分な脂や筋を取り除き、食べやすい大きさに切り、よく洗ってから水（または牛乳）に10分ほどさらして血抜きをし、水けをよくきる。

2 アルミホイルに*1*をのせ、塩、こしょう、カレー粉をふる。

3 *2*を魚焼きグリルで5〜7分ほど焼く。器に盛り、グリーンリーフを添える。

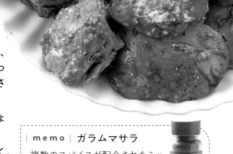

| memo | ガラムマサラ

複数のスパイスが配合されたミックススパイス。香りと辛みのバランスがよく、カレー粉の代わりにおすすめです。発汗や消化促進作用も。

このまま食べても、
卵とじにするのもおすすめ！

鶏レバーの
スイート
チリソース煮

材料（2人分）
鶏レバー……240g
長ねぎ……1本
A 鶏がらスープの素（顆粒）
　　　……小さじ1/2
　水……200㎖
B スイートチリソース……大さじ2
　しょうゆ……小さじ1
パクチー……適量

豚の角煮のような味わいは、
ダイエット中の強い味方！

鶏レバーの
赤ワイン煮

材料（2人分）
鶏レバー……240g
しょうが……1かけ
にんにく……1かけ
赤ワイン……150㎖
A　しょうゆ・はちみつ……各小さじ2
　　赤唐辛子（種を取り、ちぎる）……1本分
　　八角……1個

作り方

1　レバーは余分な脂や筋を取り除き、食べやすい大きさに切り、よく洗ってから水（または牛乳）に10分ほどさらして血抜きをし、水けをよくきる。

2　しょうが、にんにくは薄切りにする。

3　鍋に1、2、赤ワインを合わせて中火にかける。煮立ったらアクを取り除き、Aを加えて汁けが少なくなるまで煮詰める。

1人分			
たんぱく質	**20.1** g	脂質	**2.3** g
糖質	**13.5** g	ロイシン	**2090** mg
ビタミンD	**0.2** μg	エネルギー	**207** kcal

作り方

1　レバーは余分な脂や筋を取り除き、食べやすい大きさに切り、よく洗ってから水（または牛乳）に10分ほどさらして血抜きをし、水けをよくきる。

2　長ねぎは3cm長さのぶつ切りにする。

3　鍋にAを入れて温め、1、2を加えて中火にかける。煮立ったらアクを取り除き、Bを加えて5分ほど煮詰める。

4　器に盛り、ざく切りにしたパクチーをのせる。

1人分			
たんぱく質	**20.7** g	脂質	**2.4** g
糖質	**13.9** g	ロイシン	**2101** mg
ビタミンD	**0.2** μg	エネルギー	**165** kcal

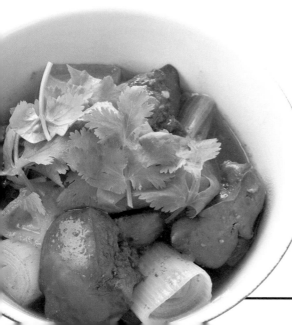

高たんぱく・低脂質食材
07 かつお

かつおは戻りがつおよりも初がつおにたんぱく質が多く含まれています。
EPAとDHAが豊富で、エネルギー代謝に必要なナイアシンが多いのも特徴です。
鉄分やビタミンB12なども多く、とくに血合いに豊富に含まれます。

酢やレモンに含まれているクエン酸が疲れた体を回復！

かつおのごま酢和え

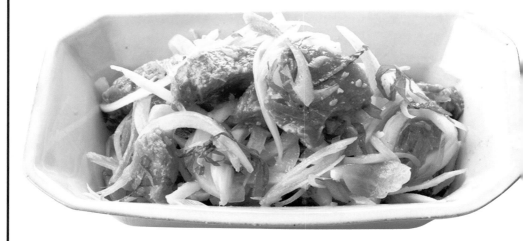

1人分			
たんぱく質	**27.2** g	脂質	**1.4** g
糖質	**15.0** g	ロイシン	**2347** mg
ビタミンD	**5.0** μg	エネルギー	**189** kcal

| memo | 青じそ・みょうが
薬味として使われることが多いですが、ミネラルやカリウムなどが豊富なので、和えたり、添えたりしてこまめにとり入れて。

材料（2人分）
かつお……1さく（250g）
サラダ玉ねぎ……1/2個
青じそ……5枚
みょうが……2個
A 酢・レモン汁……各大さじ1
　白すりごま・きび糖・しょうゆ
　　……各小さじ2
　にんにく（すりおろし）……1/2かけ分

作り方
1 かつおは1cm厚さに切り、Aで和える。

2 玉ねぎは薄切り、青じそ、みょうがはせん切りにする。

3 1、2をさっと合わせ、器に盛る。

＊脂質に余裕があれば、ごま油をあとがけしても。

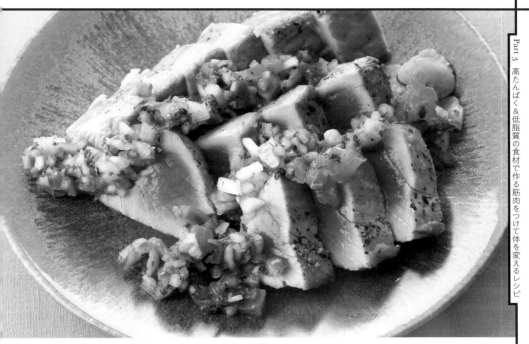

酸味の効いたサルサソースがかつおによく合う！

かつおステーキサルサソース

1人分			
たんぱく質	**26.6** g	脂質	**2.6** g

糖質	**11.4** g	ロイシン	**2302** mg
ビタミンD	**5.0** µg	エネルギー	**181** kcal

| memo | トマト

抗酸化作用の高いカロテノイドの一種のリコピンやビタミンCが豊富。筋トレ時のストレス軽減に効果的なので意識してとり入れて。

材料（2人分）

かつお……1さく（250g）
塩・粗びき黒こしょう……各少々
にんにく（薄切り）……1かけ分
オリーブ油……小さじ1

サルサソース
トマト……1/2個
玉ねぎ……1/8個
ピーマン……1個
パセリ……3房
A｜ レモン汁……小さじ2
　｜ 塩……小さじ1/4
　｜ こしょう・タバスコ……各少々

作り方

1 トマト、玉ねぎ、ピーマン、パセリはみじん切りにする。玉ねぎの辛みが気になる場合は水にさらして辛みを抜く。

2 ボウルに1、Aを入れて混ぜ合わせる。

3 かつおは塩、粗びき黒こしょうをふり、オリーブ油とにんにくを中火で熱したフライパンに入れ、強火にして表面をさっと焼く。

4 3を1cm厚さに切って器に盛り、2をかける。

08 まぐろ

筋肉の合成に欠かせないロイシンの含有量が多く、オメガ3系の脂肪酸も豊富な良質なたんぱく質です。コレステロールを調整するタウリンも含まれているので、生活習慣病の予防にも効果的。

ライ麦パンや全粒粉クラッカーを添えても！

まぐろタルタル

1人分			
たんぱく質	**18.5** g	脂質	**8.4** g
糖質	**4.7** g	ロイシン	**1672** mg
ビタミンD	**2.7** µg	エネルギー	**172** kcal

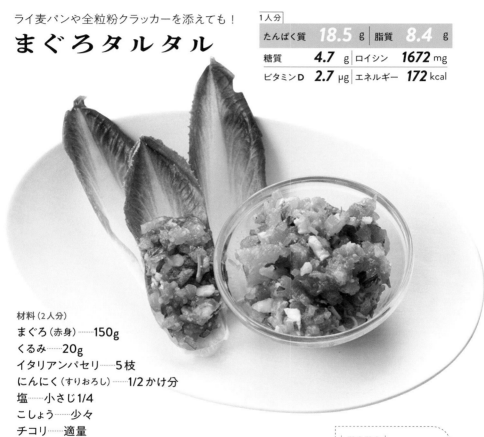

材料 (2人分)
まぐろ (赤身)……150g
くるみ……20g
イタリアンパセリ……5枝
にんにく (すりおろし)……1/2かけ分
塩……小さじ1/4
こしょう……少々
チコリ……適量

作り方

1　まぐろは包丁でたたき、細かくする。くるみは包丁で粗く砕く。イタリアンパセリはみじん切りにする。

2　ボウルに1、にんにく、塩、こしょうを入れて混ぜ合わせる。

| memo |
くるみ

体内でつくることができないオメガ3脂肪酸がナッツ類のなかでもとくに多く、中性脂肪抑制など、生活習慣病の予防に効果的。

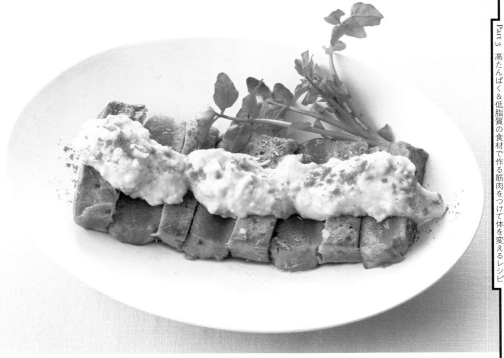

アボカドとヨーグルトのソースで満足度アップ！

まぐろステーキアボカドソース

1人分			*クレソンを含む
たんぱく質	**30.4** g	脂質	**14.1** g
糖質	**8.7** g	ロイシン	**2776** mg
ビタミンD	**4.7** µg	エネルギー	**293** kcal

| memo | アボカド

ビタミンEやオレイン酸など、美肌にいい栄養素が豊富。不足しがちなビタミンやミネラルを手軽にとることができます。

材料（2人分）
まぐろ（赤身）……2さく（260g）
塩・粗びき黒こしょう……各少々
アボカド……1/2個
A｜カスピ海ヨーグルト（無糖）
　　……大さじ1
　｜にんにく（すりおろし）……1/2かけ分
　｜薄口しょうゆ……小さじ1/2
　｜塩……小さじ1/4
　｜こしょう……少々
パプリカパウダー・クレソン……各適宜

作り方

1　アボカドはフォークなどでつぶし、Aを加えて混ぜ合わせ、ソースを作る。

2　まぐろは塩、粗びき黒こしょうをふり、オリーブ油少々（分量外）を薄くひいて熱したフライパンに入れ、強火で表面をさっと焼く。

3　2を食べやすい大きさに切って器に盛り、1をかける。お好みでパプリカパウダーをふり、クレソンを添える。

不足しがちな鉄分が豊富なので、こまめにとり入れて

サラダツナ

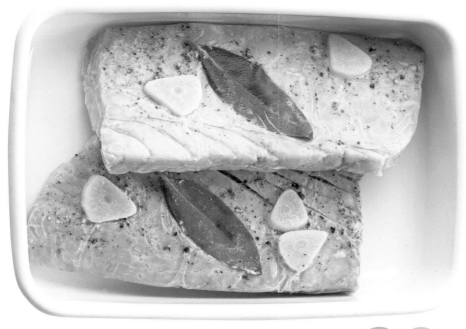

冷蔵 **5**日　冷凍 **1**ヵ月

全量			
たんぱく質	**66.1** g	脂質	**5.2** g
糖質	**11.4** g	ロイシン	**6023** mg
ビタミンD	**10.8** μg	エネルギー	**358** kcal

| m e m o | にんにく

糖質の代謝を促すビタミンB_1、ビタミンB_1の吸収を促すアリシンが含まれるので、効率的に栄養を摂取できます。

材料（2人分）
まぐろ（赤身）……2さく（260〜300g）
塩……小さじ1
粗びき黒こしょう……少々
にんにく（薄切り）……1かけ分
ローリエ……4枚

作り方
1 まぐろに塩、粗びき黒こしょうをまぶし、にんにく、ローリエを貼る。保存袋に入れ、余分な空気を抜いて口を閉じる。

2 厚手の鍋にたっぷりの湯を沸かし、火を止めて1を沈め、蓋をする。そのまま粗熱がとれるまでおく。

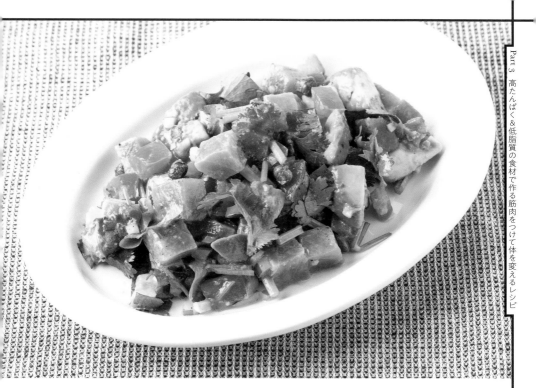

さっぱりマリネに、パクチーのアクセントを加えて

まぐろのセビーチェ

1人分			
たんぱく質	**18.4** g	脂質	**17.0** g
糖質	**9.9** g	ロイシン	**1630** mg
ビタミンD	**2.7** µg	エネルギー	**278** kcal

| memo | パクチー

抗酸化作用のあるβ-カロテンとビタミンCが豊富なので、美肌やアンチエイジングに効果的。

材料(2人分)

まぐろ (赤身)……1さく (150g)
トマト・アボカド……各1/2個
紫玉ねぎ……1/4個
パクチー……20g
A ケッパー (みじん切り)……10g
  にんにく (みじん切り)……1/2かけ分
  レモン汁……小さじ2
  オリーブ油……小さじ2
  塩……小さじ1/3
  こしょう・粉唐辛子……各少々

作り方

1 まぐろ、トマト、アボカドは1cm角に切る。紫玉ねぎは粗めのみじん切り、パクチーは1cm幅に切る。

2 ボウルに1、Aを入れて和える。

<u>09</u> 鮭

鮭はたんぱく質が多いだけでなく、抗酸化作用が強い
アスタキサンチンという赤い色素を含み、美容効果が期待できます。

手軽に作れる魚のアレンジ料理！

鮭チャンプルー

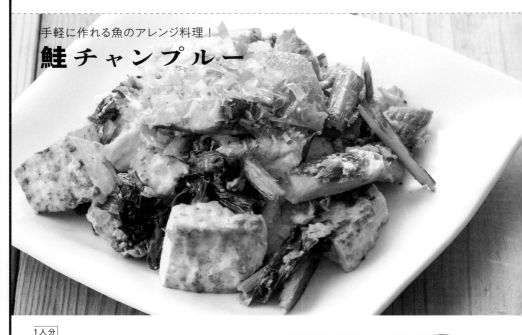

1人分			
たんぱく質	**24.0** g	脂質	**12.9** g
糖質	**5.9** g	ロイシン	**2214** mg
ビタミンD	**18.4** μg	エネルギー	**240** kcal

| memo | 鮭・卵

鮭と卵は理想的な高たんぱく食材の組み合わせ。植物性たんぱく質の豆腐も組み合わせれば、バランスのとれたたんぱく質補給に。

材料（2人分）

生鮭（切り身）……1切れ（100g）
小松菜（3cm幅のざく切り）……150g
木綿豆腐……1/2丁（150g）
卵……2個
ごま油……小さじ1
A｜ 塩……小さじ1/3
　　こしょう……少々
　　しょうゆ……小さじ1
かつお節……5g

作り方

1　鮭は小さめの一口大に切る。

2　豆腐はペーパータオルで包み、重しをして10分ほどおき、しっかりと水きりする。

3　フライパンにごま油を熱し、鮭を中火で焼く。全体をこんがりと焼き、火が通ったら、2を食べやすい大きさに崩して加え、強火で焼く。さらに小松菜、溶きほぐした卵を順に加えながら炒め合わせ、Aで味をととのえたら器に盛り、かつお節をふる。

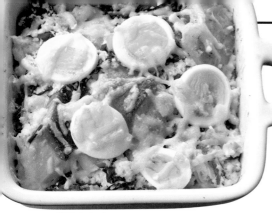

たんぱく質がたっぷりのヘルシーグラタン

鮭と卵の 豆腐グラタン

1人分			
たんぱく質 **36.2** g		脂質 **15.4** g	
糖質	**7.4** g	ロイシン	**3346** mg
ビタミンD	**33.5** μg	エネルギー	**321** kcal

材料（2人分）
生鮭（切り身）……2切れ（200g）
塩・こしょう……各少々
木綿豆腐……1/2丁（150g）
ほうれん草（または小松菜）……150g
A｜ コンソメスープの素（顆粒）……小さじ1
　｜ 塩……小さじ1/2
　｜ こしょう……少々
B｜ ゆで卵（輪切り）……2個分
　｜ パルメザンチーズ（削る）……20g

作り方

1 鮭は一口大に切り、塩、こしょうをふって魚焼きグリルで7分ほど焼く。

2 ほうれん草は30秒ほど塩ゆでして水にとり、水けを絞って1cm幅に切る。

3 ボウルに豆腐、Aを入れて混ぜ合わせ、1、2を加えて混ぜ合わせて耐熱皿に入れ、Bをのせる。

4 オーブントースターで焼き色がつくまで7分ほど焼く（または230℃に予熱したオーブンで10分ほど）。

全粒粉ペンネを使用！ 豆乳を加えてクリーミー仕上げに

サーモン豆乳クリームペンネ

材料（2人分）
サーモン（切り身）……2切れ（200g）
塩・こしょう……各少々
玉ねぎ……1/2個
セロリ……1本
にんじん……1/2本
全粒粉ペンネ……150g
白ワイン……大さじ2
無調整豆乳……200ml
A｜ 塩……小さじ1/2
　｜ こしょう……少々

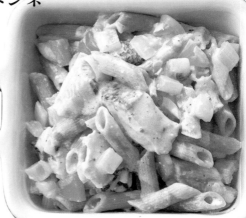

作り方

1 サーモンは一口大に切り、塩、こしょうをふる。

2 玉ねぎ、セロリは1.5cm角に切り、にんじんはいちょう切りにする。

3 ペンネは塩を加えた熱湯で袋の表示通りにゆでる。

4 フライパンに1、2を入れ、白ワインをふりかけて蓋をし、中火で3分ほど蒸し焼きにする。

5 豆乳、3を加えてからめ、Aで味をととのえる。

1人分			
たんぱく質 **28.9** g		脂質 **19.7** g	
糖質	**68.7** g	ロイシン	**2678** mg
ビタミンD	**7.3** μg	エネルギー	**572** kcal

10 白身魚

カルシウムの吸収に欠かせないビタミンDが豊富な白身魚は、
健康で丈夫な体づくりに積極的にとり入れましょう。
淡白な味わいなので、味つけのアレンジで、飽きずに食べやすいのも◎。

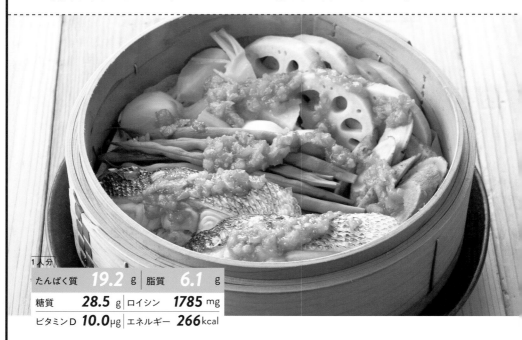

1人分			
たんぱく質	**19.2** g	脂質	**6.1** g
糖質	**28.5** g	ロイシン	**1785** mg
ビタミンD	**10.0** µg	エネルギー	**266** kcal

すずきやたら、鯛などの白身魚と野菜を蒸すだけ！

白身魚と野菜のせいろ蒸し

材料（2人分）
すずき（切り身）……2切れ（200g）
かぶ……2個
さやいんげん……10本
れんこん……100g
ごぼう……1/3本
玉ねぎみそソース
玉ねぎ……1/4個
しょうが……1かけ
ごま油……小さじ13
A｜みそ……大さじ1
　｜みりん……大さじ2

作り方
1 玉ねぎ、しょうがはみじん切りにし、ごま油を
熱したフライパンに入れ、中火で炒める。Aを
加えて練り合わせる。

2 かぶは茎を少し残して4つ割りにする。さやい
んげんはヘタを取り、れんこんは皮をむいて5
mm厚さの半月切りにし、ごぼうは1cm厚さの斜
め切りにする。

3 蒸気のあがった蒸し器にすずき、**2**を並べて
10分ほど蒸す。**1**をかけて食べる。

レモンをかけてさっぱりと召し上がれ

めかじきと**野菜**のオーブン**焼**き

材料（2人分）
めかじき（切り身）……200g
ブロッコリー……150g
しめじ……1パック
ミニトマト……1パック（約10粒）
にんにく……1かけ
ローズマリー……1本
塩……小さじ1/2
粗びき黒こしょう……少々
レモン……1/2個

作り方

1　めかじきは一口大に切る。

2　ブロッコリーは小房に分け、しめじは石づきを切り落としてほぐす。ミニトマトはヘタを取り、にんにくは薄切りにする。

3　1、2を耐熱皿にのせ、ローズマリーをほぐして散らし、塩、こしょうをふる。

4　230℃に予熱したオーブンで10分ほど焼き、レモンを搾る。

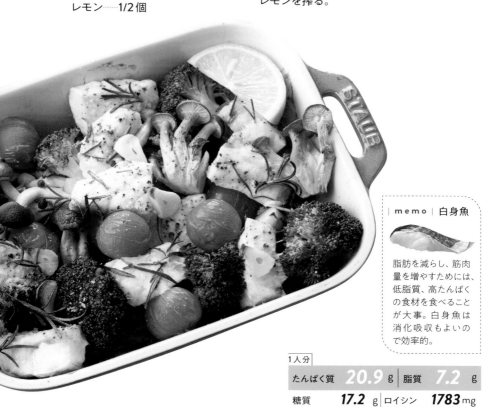

| memo | 白身魚

脂肪を減らし、筋肉量を増やすためには、低脂質、高たんぱくの食材を食べることが大事。白身魚は消化吸収もよいので効率的。

1人分			
たんぱく質	**20.9** g	脂質	**7.2** g
糖質	**17.2** g	ロイシン	**1783** mg
ビタミンD	**9.3** μg	エネルギー	**241** kcal

11 さば缶

オメガ系脂肪酸やビタミンB群・D、カルシウムなどが豊富。長期保存ができ、
手軽に食べられる優秀な食材です。ただし、みそ煮などの味つきのものは
塩分やカロリーが高めなので注意。

さば缶があれば、煮込みも簡単！

さばとキャベツの クミンみそ煮込み

1人分			
たんぱく質	**15.7** g	脂質	**7.2** g
糖質	**22.1** g	ロイシン	**1347** mg
ビタミンD	**7.7** µg	エネルギー	**228** kcal

材料(2人分)

さば水煮缶……1缶（内容量190g:固形量140g）
キャベツ……300g
玉ねぎ……1/2個
A｜ だし汁……400㎖
　｜ みりん……大さじ1
　｜ きび糖・しょうゆ……各小さじ2
クミンシード……適宜
みそ……大さじ1

作り方

1 キャベツはざく切りにし、玉ねぎは
1.5cm幅のくし形切りにする。

2 鍋に1、さば缶（汁ごと）、A、お好み
でクミンシードを入れて蓋をし、中
火で20分ほど煮る。仕上げにみそ
を溶き入れる。

＊クミンシードは好みがあるので、入れなくてもOKです。

水きりヨーグルトを使ったさっぱり風味！

簡単リエット風

冷蔵	冷凍
5日	**1**ヵ月

全量		＊ライ麦パンは除く	
たんぱく質	**28.4** g	脂質	**19.5** g
糖質	**12.7** g	ロイシン	**2649** mg
ビタミンD	**15.4** µg	エネルギー	**346** kcal

材料(作りやすい分量)

さば水煮缶……1缶（内容量190g:固形量140g）
カスピ海ヨーグルト（無糖）……100g
ブラックオリーブ（種なし）……30g
パセリ……10g
にんにく……1/2かけ
塩……小さじ1/3
こしょう……少々

作り方

1 カスピ海ヨーグルトは水きりしてお
く（P115参照）。

2 さば缶はしっかりと汁けをきる。

3 フードプロセッサーに1、2、残りの
材料を入れ、なめらかになるまで撹
拌する。トーストしたライ麦パン適
量に塗って食べる。

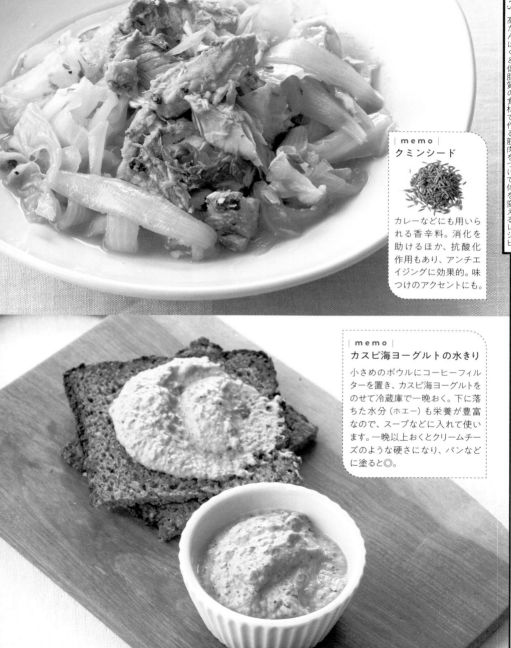

| memo |

クミンシード

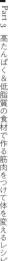

カレーなどにも用いられる香辛料。消化を助けるほか、抗酸化作用もあり、アンチエイジングに効果的。味つけのアクセントにも。

| memo |

カスピ海ヨーグルトの水きり

小さめのボウルにコーヒーフィルターを置き、カスピ海ヨーグルトをのせて冷蔵庫で一晩おく。下に落ちた水分（ホエー）も栄養が豊富なので、スープなどに入れて使います。一晩以上おくとクリームチーズのような硬さになり、パンなどに塗ると◎。

さばとトマトは相性抜群！

さば**缶**トマトグラタン

1人分			
たんぱく質 **26.9** g		脂質 **17.5** g	
糖質 **14.1** g	ロイシン **2385** mg		
ビタミンD **8.0** µg	エネルギー **329** kcal		

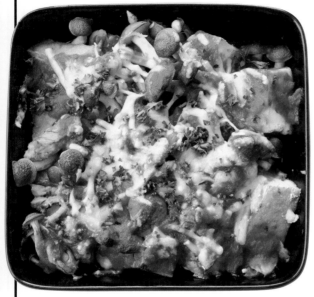

材料（2人分）

さば水煮缶
　　──1缶（内容量190g：固形量140g）
厚揚げ──1枚
しめじ──1パック
トマトソース（市販）──200mℓ
パルメザンチーズ──20g
パセリ（みじん切り）──少々

作り方

1 さば缶は汁けをきり、厚揚げは一口大に切り、しめじは石づきを切り落としてほぐす。

2 耐熱皿に1をのせ、トマトソースをかけ、パルメザンチーズを削って散らす。

3 オーブントースターで焼き色がつくまで7分ほど（または230℃に予熱したオーブンで10分ほど）焼き、パセリを散らす。

| memo |

厚揚げ

植物性たんぱく質が木綿豆腐の約2倍多く含まれているので、効率よく摂取できます。鉄とカルシウムも豊富。

具が多いから包まなくてOK! ボリューム感が◎

さば**缶**オムレツ

材料（2人分）

さば水煮缶──1缶
　（内容量190g：固形量140g）
玉ねぎ──1/4個
ピーマン──2個
ミニトマト──10個
カッテージチーズ──30g

卵──4個
塩──小さじ1/2
こしょう──少々
オリーブ油──少々

＊お好みでトマトケチャップをかけてもOK。

良質の油が多いさば缶は
汁ごと使うのがおすすめ

さば缶卵の花

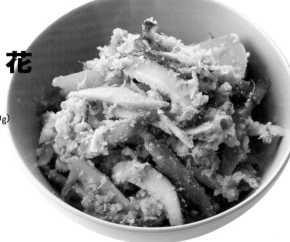

材料（4人分）

さば水煮缶
──1缶（内容量190g：固形量140g）

おから──150g

干ししいたけ──3枚

ごぼう──50g

にんじん──1/4本

さやいんげん──5本

だし汁──200mℓ

みりん──大さじ2

薄口しょうゆ──大さじ2

＊だし汁にしいたけの戻し汁を少し加えるとおいしい。

作り方

1 干ししいたけは水で戻し、薄切りにする。
　　ごぼう、にんじんはささがきにし、さやいん
　　げんは斜め薄切りにする。

2 鍋に*1*、おから、さば缶（汁ごと）、だし汁を
　　入れて中火にかけ、煮立ったらみりん、しょ
　　うゆを加えて弱火で8〜10分煮含める。

1人分			
たんぱく質	**14.5** g	脂質	**10.2** g
糖質	**8.1** g	ロイシン	**1355** mg
ビタミンD	**6.1** µg	エネルギー	**185** kcal

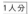

1人分			
たんぱく質	**18.9** g	脂質	**9.2** g
糖質	**20.8** g	ロイシン	**1683** mg
ビタミンD	**9.0** µg	エネルギー	**285** kcal

作り方

1 玉ねぎ、ピーマンは5mm角に切る。

2 ミニトマトはヘタを取り、半分に切る。

3 ボウルに卵を割り入れ、塩、こしょ
　　うを加えて溶きほぐす。

4 フライパンにオリーブ油を薄くひい
　　て熱し、*1*を強火で炒める。しんなり
　　してきたら*2*、汁けをきって粗くほぐ
　　したさば缶を加えてさっと混ぜ、*3*を
　　流し入れ、手早く混ぜてカッテージ
　　チーズを散らし、30秒〜1分焼く。

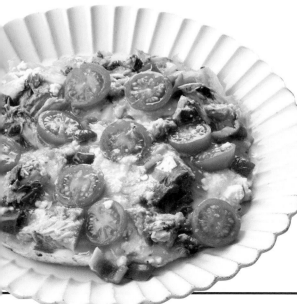

12 ちくわ

魚のすり身を原料としているので、良質なたんぱく質を含んでいます。
また、リーズナブルな点も、とり入れやすいポイント。すりつぶされているので
消化もよく、そのままでも食べられるから、ストックしておくと便利。

ちくわの弾力が◎ 低エネルギーに仕上げて

ちくわの
チンジャオロースー

1人分			
たんぱく質	**9.2** g	脂質	**5.2** g
糖質	**14.5** g	ロイシン	**851** mg
ビタミンD	**0.7** µg	エネルギー	**147** kcal

材料(2人分)
ちくわ……4本 (140g)
ピーマン……3個
たけのこ (水煮／細切り)……60g
ごま油……小さじ2
A│ オイスターソース・しょうゆ・みりん
　│　　……各小さじ1
　│ 塩・こしょう……各少々

作り方
1 ちくわは縦半分に切ってから、斜め細切りにする。
2 ピーマンは細切りにし、たけのこは水けをきる。
3 フライパンにごま油を中火で熱し、1をさっと炒める。2を加えて炒め合わせ、Aを加えてからめる。

リーズナブルでたんぱく質が豊富な
ちくわと厚揚げを合わせて

ちくわと
厚揚げの煮物

1人分			
たんぱく質	**10.7** g	脂質	**4.9** g
糖質	**12.3** g	ロイシン	**985** mg
ビタミンD	**0.5** µg	エネルギー	**143** kcal

材料(2人分)
ちくわ……3本 (105g)
厚揚げ……1/2枚
さやいんげん……50g
A│ だし汁……200ml
　│ しょうゆ・みりん……各小さじ2

作り方
1 ちくわは乱切りにし、厚揚げは半分に切ってから1.5cm幅に切る。さやいんげんは3cm幅に切る。
2 鍋にAを入れて温め、1を加え、落とし蓋をして弱火で10分ほど煮含める。

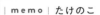

| memo | たけのこ

野菜のなかでもとくにカリウムを多く含み、むくみや血圧を下げるのに効果的。アク抜きが不要な水煮が便利。

| memo | さやいんげん

糖質、脂質の代謝をサポートするビタミン B_1、B_2を含むので、効率のよい栄養摂取を促します。疲労回復にも◎。

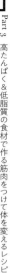

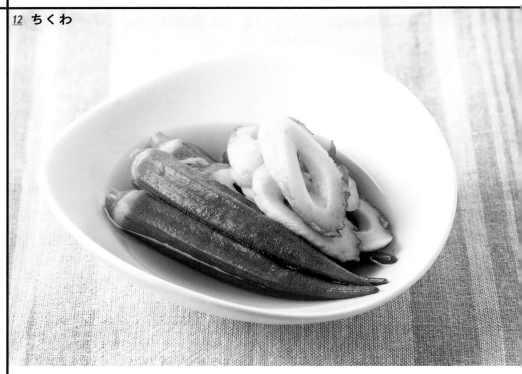

丁寧な下ごしらえで、上品な一品の完成

ちくわとオクラの**煮浸し**

1人分			
たんぱく質	**5.2** g	脂質	**0.7** g
糖質	**8.4** g	ロイシン	**467** mg
ビタミンD	**0.4** μg	エネルギー	**69** kcal

| memo | オクラ
特徴的なネバネバは、ペクチンという水溶性食物繊維で、血糖値の急上昇を抑える効果があります。

材料(2人分)
ちくわ……2本 (70g)
オクラ……8本
A だし汁……200㎖
しょうゆ・みりん……各小さじ1

作り方
1 ちくわは5㎜幅の斜め切りにする。オクラはガクを取り除き、塩適量 (分量外) をふって板ずりし、さっと洗う。
2 鍋にAを入れて煮立たせ、1を加える。ひと煮立ちしたら、火を止めてそのまま冷まし、味を含ませる。

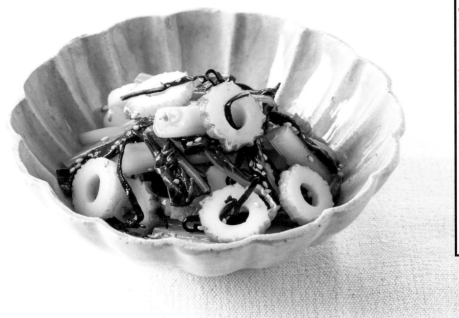

塩昆布とごま油がやみつきの味つけ！

ちくわと小松菜の塩昆布和え

1人分					
たんぱく質	**6.0**	g	脂質	**3.2**	g
糖質	**7.2**	g	ロイシン	**491**	mg
ビタミンD	**0.4**	μg	エネルギー	**86**	kcal

┌ memo │ 塩昆布

塩分のとりすぎは要注意ですが、マグネシウムやカリウム、カルシウムなど、昆布の栄養を余すことなく摂取できます。

材料（2人分）
ちくわ……2本（70g）
小松菜……150g
A 塩昆布……10g
　酢……小さじ2
　白いりごま・ごま油
　　……各小さじ1

作り方
1　ちくわは小口切りにする。

2　鍋にたっぷりの湯を沸かし、小松菜を1分ほどゆでる。ザルに上げて冷水にとり、冷めたら水けをしっかりと絞り、3cm幅のざく切りにする。

3　ボウルに1、2、Aを入れて和える。

＊小松菜のほかに、ほうれん草やチンゲン菜、もやし、きゅうりなどもおすすめです。

13 豆

動物性たんぱく質に比べ、豆や大豆製品などの植物性たんぱく質は
アミノ酸スコアが少し低めですが、低脂肪でビタミンB群、
食物繊維なども多いのでダイエット中に◎。多品目を食べ合わせましょう。

色鮮やかな野菜とひよこ豆、
押し麦など具沢山！

ひよこ豆の チョップドサラダ

1人分			
たんぱく質	**18.7** g	脂質	**10.7** g
糖質	**35.3** g	ロイシン	**1643** mg
ビタミンD	**1.8** μg	エネルギー	**340** kcal

材料（2人分）
ひよこ豆水煮……150g
押し麦……90g
サラダツナ（P108）……150g
ケール……30g
赤パプリカ……1/2個
黄パプリカ……1/2個
紫玉ねぎ……1/2個
くるみ……30g
A｜レモン汁……大さじ1
　｜オリーブ油……小さじ1
　｜塩……小さじ2/3
　｜こしょう……少々

作り方
1 押し麦はさっと洗い、10分ほどゆでて水け
をきる。
2 ケールは細かく刻む。パプリカ、紫玉ねぎ
は1cm角に切る。くるみは粗めに砕く。
3 ボウルに1、2、ひよこ豆、ほぐしたサラダツ
ナを入れ、Aで和える。

塩漬けビーフが旨みの素！栄養価の高いそばの実もプラス

キドニービーンズの チョップドサラダ

材料（3人分）
キドニービーンズ水煮……150g
塩漬けビーフ（P92）……100g
そばの実……80g
ミニトマト……1パック
アボカド……小1個
きゅうり……2本
紫玉ねぎ……1/2個
ディル……4本
A｜白ワインビネガー……大さじ1
　｜オリーブ油……小さじ1
　｜塩……小さじ2/3
　｜こしょう・タバスコ……各少々

1人分			
たんぱく質	**14.5** g	脂質	**14.1** g
糖質	**36.2** g	ロイシン	**1302** mg
ビタミンD	**0.0** μg	エネルギー	**360** kcal

作り方
1 そばの実はさっと洗い、10分ほどゆでて水
けをきる。
2 ミニトマトはヘタを取って半分に切る。ア
ボカド、きゅうり、紫玉ねぎは1cm角に切る。
ディルは1cm幅に切る。
3 ボウルに1、2、キドニービーンズ、ほぐした
塩漬けビーフを入れ、Aで和える。

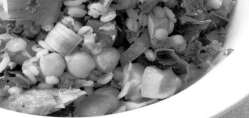

| memo | ひよこ豆

大豆と並びイソフラボンが多く含まれています。美肌づくりや血行促進に効果的なビタミンEの含有量は、豆類のなかでもトップ。

| memo | キドニービーンズ

豆類のなかでも食物繊維が豊富です。また、ポリフェノールなどの抗酸化作用のある物質も多く、健康維持のサポートに◎。

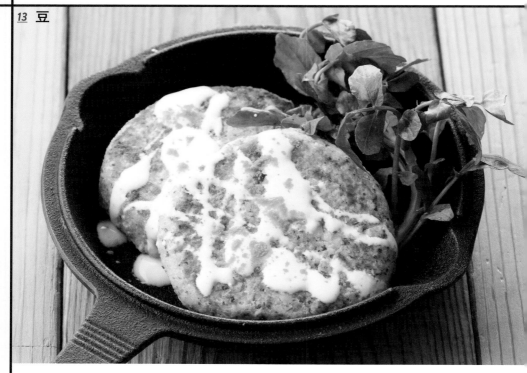

ヴィーガン風ハンバーグにアレンジ！

ひよこ豆ハンバーグ

1人分				
たんぱく質	**18.3** g	脂質	**7.4** g	
糖質	**29.5** g	ロイシン	**1721** mg	
ビタミンD	**0.6** μg	エネルギー	**288** kcal	

| memo | パプリカパウダー

パプリカを乾燥させてパウダー状にしたもの。パプリカは唐辛子の一種ですが、辛みがないのが特徴。ビタミンCが豊富です。

材料（2人分）

フムス風（P126）の材料……全量
玉ねぎ……小1/2個
にんにく……1かけ
オートミール……20g
溶き卵……1/2個分
オリーブ油……小さじ1/2
A｜カスピ海ヨーグルト（無糖）……大さじ1
　｜塩……ひとつまみ
　｜こしょう……少々
ターメリックやパプリカパウダーなど
　お好みのスパイス……少々

作り方

1 フムス風の材料、玉ねぎ、にんにく、オートミール、溶き卵をフードプロセッサーに入れて撹拌し、4等分に分けて平たい円形に成形する。

2 フライパンにオリーブ油を中火で熱し、1を両面こんがりと焼く。

3 器に盛り、混ぜ合わせたAをかけ、お好みのスパイスをふる。クレソン適量（分量外）を添える。

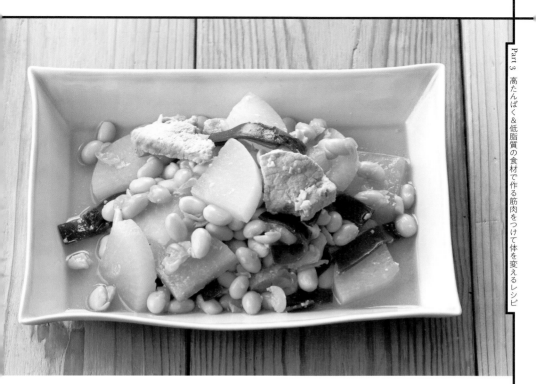

しっとりやわらかい豚ヒレ肉が美味！

大豆と塩麹漬け豚ヒレ肉の煮込み

1人分			
たんぱく質 **20.6** g		脂質 **6.0** g	
糖質 **14.6** g	ロイシン **1889** mg		
ビタミンD **0.0** μg	エネルギー **218** kcal		

| memo | 大豆

ビタミンB群、カルシウムやマグネシウムを補うのに◎。また、脂質の代謝を高めるレシチンや、イソフラボンも豊富です。

材料（2人分）

大豆水煮……150g
豚ヒレ肉の塩麹漬け（P88）
　……100g
昆布（10cm四方）……1枚
大根……200g
みりん……大さじ1
しょうゆ……大さじ1/2
みそ……大さじ1

作り方

1　豚ヒレ肉の塩麹漬けは1切れを半分に切る

2　昆布は水500㎖（分量外）に浸して戻し、1cm幅に切る。

3　大根は1cm厚さのいちょう切りにする。

4　鍋に2の戻し汁400㎖、昆布、3を入れて強火にかける。煮立ったら中火にして1、大豆、みりん、しょうゆを加え、落とし蓋をして10分ほど煮る。仕上げにみそを溶き入れる。

小さいおかず3種

パセリの風味がさわやか!

フムス風

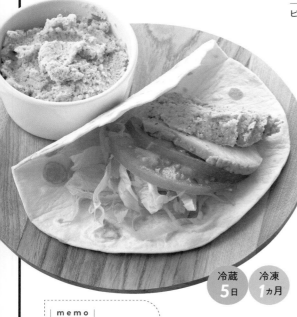

全量			*フムス風のみ	
たんぱく質	**29.3** g	脂質	**8.4** g
糖質	**38.7** g	ロイシン	**2793** mg
ビタミンD	**0.0** μg	エネルギー	**400** kcal

材料(2人分)

A ひよこ豆水煮……200g
　カッテージチーズ……100g
　塩……小さじ1弱
　こしょう……少々
　パセリ……10g

トッピングなど
　レタス・
　タンドリー風サラダチキン(P78)・
　トマト・トルティーヤ……各適量

作り方

1 Aをフードプロセッサーに入れ、撹拌する。混ざりにくい場合は、ひよこ豆のゆで汁か水、オリーブ油を少し加える。

2 5mm幅の細切りにしたレタス、食べやすい大きさに切ったタンドリー風サラダチキン、薄切りにしたトマトと一緒にトルティーヤではさんで食べる。

冷蔵 **5**日 　冷凍 **1**ヵ月

| memo |

ひよこ豆・大豆・
キドニービーンズの
ゆで方

豆はさっと洗い、たっぷりの水に浸し一晩おき、鍋に移して強火にかける。煮立ったら蓋を少しずらしてのせ、弱火で30分ほどゆでる。乾燥豆100gをゆでると200g強になります。

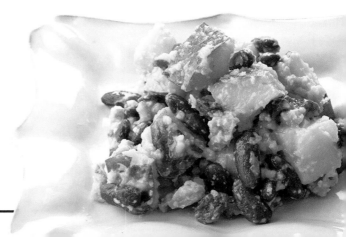

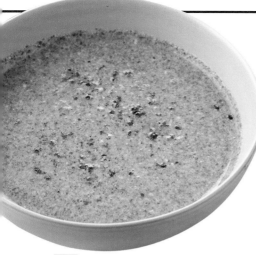

夏は冷やして、冬は温めて飲んで！

豆腐ポタージュ

材料（2人分）

木綿豆腐……1/4丁（75g）
ほうれん草……100g
水……200㎖
A｜コンソメスープの素（顆粒）
　　……小さじ1/2
　｜塩……小さじ1/2
　｜こしょう……少々
粗びき黒こしょう……適量

＊野菜は、ほうれん草以外にもブロッコリー、カリフラワー、かぶ、ビーツなどでもOKです。

1人分			
たんぱく質	**3.4** g	脂質	**1.8** g
糖質	**0.8** g	ロイシン	**295** mg
ビタミンD	**0.0** μg	エネルギー	**38** kcal

作り方

1　ほうれん草は30秒ほど塩ゆでして水にとり、水けを絞ってざく切りにする。

2　ミキサーに1、豆腐、分量の水を入れて撹拌する。

3　鍋に移して温め、Aで味をととのえる。

4　器に盛り、粗びき黒こしょうをふる。

酒粕の風味が◎。甘いおやつのようなサラダ

キドニービーンズとさつまいもの酒粕サラダ

1人分			
たんぱく質	**10.3** g	脂質	**14.8** g
糖質	**72.5** g	ロイシン	**935** mg
ビタミンD	**0.0** μg	エネルギー	**505** kcal

｜memo｜酒粕

ビタミンB群やミネラル、食物繊維などが豊富で、健康や美容にいい発酵食品。米由来のレジスタントプロテインが注目されています。

材料（2人分）

キドニービーンズ水煮……100g
さつまいも……200g
くるみ……40g
レーズン……40g
A｜酒粕（練り粕）・はちみつ……各大さじ2

作り方

1　さつまいもは1.5cm角に切り、蒸気のあがった蒸し器で、中火で5〜8分蒸す。

2　くるみは粗めに砕く。

3　ボウルに1、2、キドニービーンズ、レーズンを入れ、Aで和える。

14 卵

ビタミンCと食物繊維以外のすべての栄養素を含む卵は、完全栄養食品と
呼ばれるほど。卵黄には代謝を促す成分レシチンが含まれているので、
ダイエットにも◎。手軽にたんぱく質をプラスできるので、常備しておくのがベスト。

焼きたての香ばしさを堪能して！

卵と豆腐の
オーブン焼き

1人分			
たんぱく質	**16.2** g	脂質	**10.7** g
糖質	**10.2** g	ロイシン	**1445** mg
ビタミンD	**2.3** μg	エネルギー	**206** kcal

| memo | 絹ごし豆腐

たんぱく質の含有量は木綿豆腐のほうが高いですが、絹ごしは低エネルギーなので、ボリューム感を出したいときに。

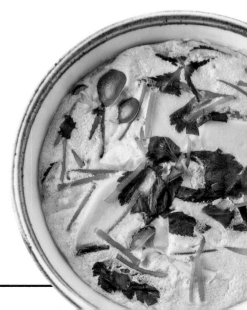

材料（2人分）

卵……2個

絹ごし豆腐……1丁（300g）

めんつゆ（3倍濃縮）……大さじ2と1/2

万能ねぎ（小口切り）・刻みのり・わさび
……各適量

作り方

1 豆腐は水けをきる。

2 ボウルに卵を割り入れ、1、めんつゆを
　入れて泡立て器で混ぜ、耐熱皿に流し
　入れる。

3 230℃に予熱したオーブンで20分焼く。

4 万能ねぎ、刻みのり、わさびをのせる。

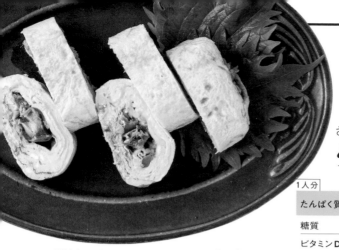

さば缶を使ってリーズナブルに！

う巻き風

1人分			
たんぱく質 **14.4** g		脂質 **14.1** g	
糖質 **9.2** g	ロイシン **1394** mg		
ビタミンD **4.9** μg	エネルギー **225** kcal		

材料（2人分）
卵……3個
さばみそ煮缶……60g
A｜だし汁……大さじ3
　｜みりん……小さじ2
　｜しょうゆ……小さじ1/2
　｜塩……ひとつまみ
サラダ油……少々
青じそ……適量

作り方

1　さば缶は汁けをきり、ほぐす。

2　ボウルに卵を割り入れて溶き、Aを加えて混ぜる。

3　卵焼き器にサラダ油を中火で熱し、2を1/3量流し入れる。半熟状になったら1をのせて巻く。残りの2を2回に分けて流し入れ、卵焼きにする。

4　祖熱がとれたら食べやすい大きさに切って器に盛り、青じそを添える。

たんぱく質がしっかりとれる！

どんぶり茶わん蒸し

1人分			
たんぱく質 **16.8** g		脂質 **5.9** g	
糖質 **7.8** g	ロイシン **1600** mg		
ビタミンD **2.8** μg	エネルギー **154** kcal		

材料（2人分）
卵……2個
A｜だし汁……300ml
　｜しょうゆ……小さじ1
　｜塩……小さじ1/4
鶏ささみ……1本
片栗粉……小さじ1
しめじ……40g
かまぼこ（薄切り）……4枚
三つ葉……6g

作り方

1　ボウルに卵を割り入れて溶き、Aを加えて混ぜ合わせ、ザルなどでこす。

2　鶏ささみは一口大に切り、片栗粉をまぶす。しめじは石づきを切り落としてほぐし、三つ葉はざく切りにする。

3　耐熱容器の内側を水で濡らし、しめじ、鶏ささみ、かまぼこ、三つ葉の順に重ねて入れ、1を流し入れる。

4　蒸気のあがった蒸し器に3を入れ、蓋をして弱火で20～30分蒸す。

ゆで卵ちょいのせ

薄切りにした紫玉ねぎと、塩麹を和えてのせるだけ！

塩麹玉ねぎ

1人分			
たんぱく質	**7.2** g	脂質	**5.7** g
糖質	**7.1** g	ロイシン	**695** mg
ビタミンD	**2.3** μg	エネルギー	**109** kcal

材料（2人分）
ゆで卵……2個
紫玉ねぎ……1/4個
塩麹……大さじ1

作り方
1 紫玉ねぎは繊維を断つように薄切りにし、塩麹を加えて混ぜ合わせる。
2 1が少ししんなりしてきたら、半分に切ったゆで卵にのせる。

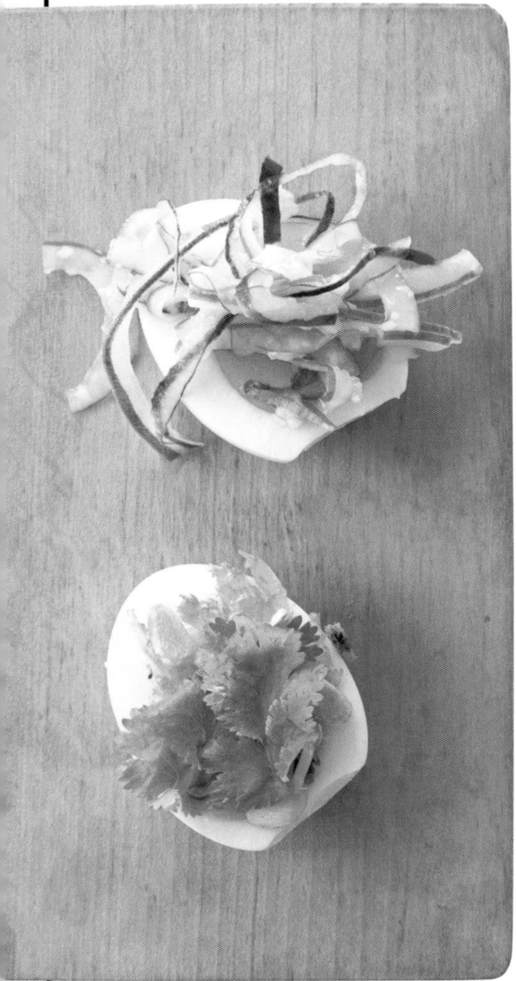

エスニック感が満載！
桜えびと松の実の食感がいい

桜えびパクチー

1人分			
たんぱく質	**7.9** g	脂質	**7.4** g
糖質	**2.5** g	ロイシン	**741** mg
ビタミンD	**2.3** μg	エネルギー	**108** kcal

材料（2人分）
ゆで卵……2個
桜えび（乾燥）……2g
松の実……5g
パクチー……少々
ナンプラー……少々

作り方
1 桜えびはポリ袋などに入れ、よくもんで砕く。
2 パクチーはざく切りにする。
3 半分に切ったゆで卵に1、松の実、2をのせ、ナンプラーをかける。

水きりしたヨーグルトと
カレー粉を合わせたソースが◎

ヨーグルト
カレーソース

1人分			
たんぱく質	**7.4** g	脂質	**6.0** g
糖質	**2.7** g	ロイシン	**723** mg
ビタミンD	**2.3** µg	エネルギー	**95** kcal

材料（2人分）
ゆで卵……2個
カスピ海ヨーグルト（無糖）……大さじ2
塩……ふたつまみ
カレー粉……ふたつまみ
パセリ（みじん切り）……少々

作り方
1　ヨーグルトに塩を加えて混ぜ合わせ、水
　きりしておく（P115参照）。
2　1にカレー粉を加えて混ぜ合わせる。
3　半分に切ったゆで卵にかけ、パセリを
　散らす。

┌ | memo | おいしい半熟ゆで卵の作り方
│ たっぷりの湯を沸かし、卵を入れて7分30秒ゆ
│ でる。ゆでている間は、弱めの中火にしてコトコ
│ トするくらいの火加減を保つ。冷水にさらして冷
│ ます。冷蔵庫で3〜4日保存できます。

カッテージチーズとしょうゆが意外とよく合う

オイルサーディン

1人分			
たんぱく質	**19.2** g	脂質	**23.7** g
糖質	**6.0** g	ロイシン	**1853** mg
ビタミンD	**6.5** µg	エネルギー	**314** kcal

材料（2人分）
ゆで卵……2個
オイルサーディン……4切れ
カッテージチーズ……30g
万能ねぎ（小口切り）……少々
しょうゆ……少々

作り方
半分に切ったゆで卵にカッテージチー
ズ、ちぎったオイルサーディン、万能ね
ぎを順にのせ、しょうゆをかける。

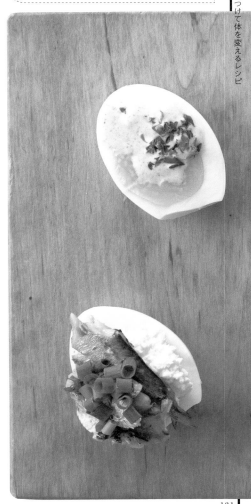

01 オートミール

おやつや朝食、ごはん代わりに。食物繊維が豊富で、
玄米よりも多いといわれています。白米や小麦粉と比べて腹もちがよく、
食べすぎや間食を防ぐことができます。ミネラルやビタミンも◎。

オートミールだから時短で作れる！

オートミールの
パエリア風

材料（2人分）
オートミール（ロールドオーツ）……40g
シーフードミックス（冷凍）……80g
鶏ささみ……1/2本
玉ねぎ……1/8個
ミニトマト……3個
ピーマン……1/2個
サフラン……ひとつまみ
A ┃ 塩……ふたつまみ
　┃ こしょう……少々
　┃ オリーブ油……小さじ1

1人分			
たんぱく質	**12.4** g	脂質	**3.3** g
糖質	**16.8** g	ロイシン	**1106** mg
ビタミンD	**0.0** μg	エネルギー	**154** kcal

作り方

1 耐熱ボウルに水大さじ3（分量外）、サフランを入れて10分ほどおき、色を出す。

2 シーフードミックスは解凍する。玉ねぎは粗めのみじん切りにし、ピーマンは1cm角に切る。ミニトマトはヘタを取って半分に切る。鶏ささみは1cm角に切る。

3 1にオートミール、2、Aを入れてラップをかけ、電子レンジで3分加熱する。よく混ぜ合わせたらラップをかけ、2分ほど蒸らす。

温泉卵を崩しながら、召し上がれ！

オートミールの
ガパオ風

材料（2人分）
オートミール（ロールドオーツ）……40g
豚赤身ひき肉……60g
赤パプリカ……1/4個
玉ねぎ……1/8個
グリーンアスパラガス……1本
A ┃ オイスターソース・ナンプラー
　┃ 　……各小さじ1
　┃ 赤唐辛子（小口切り）……ひとつまみ
　┃ こしょう……少々
オリーブ油……小さじ1
バジル……適量
温泉卵……1個

1人分			
たんぱく質	**11.5** g	脂質	**10.7** g
糖質	**15.5** g	ロイシン	**1022** mg
ビタミンD	**1.3** μg	エネルギー	**212** kcal

作り方

1 パプリカ、玉ねぎは5mm角に切る。アスパラガスはピーラーで筋を取り、5mm幅の小口切りにする。

2 フライパンにオリーブ油を中火で熱し、ひき肉を炒める。火が通ったら1を加えて炒め合わせ、Aを加えて混ぜ合わせる。

3 耐熱ボウルにオートミール、水大さじ3（分量外）を入れてラップをかけ、電子レンジで3分加熱する。よく混ぜ合わせたらラップをかけ、2分ほど蒸らす。

4 器に3を盛り、2をのせ、バジルを散らし、温泉卵をのせる。

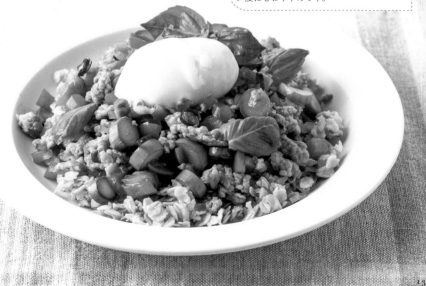

| memo |
サフラン

血管を広げたり、血液をサラサラにする効果があり、とくに女性特有の月経痛や更年期障害に効能を発揮します。

| memo | **グリーンアスパラガス**

アスパラギン酸は疲労回復に効果的で、乳酸の分解を促進する効果もあるので、筋トレ後にもおすすめです。

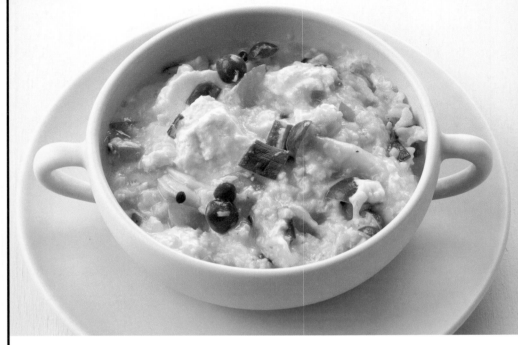

卵や豆腐、ほたて貝柱とたんぱく質食材がたっぷり！

オートミールのお粥

1人分			
たんぱく質	**32.4** g	脂質	**18.6** g
糖質	**40.7** g	ロイシン	**2971** mg
ビタミンD	**5.1** μg	エネルギー	**484** kcal

| memo | パプリカ

ビタミンCの含有量は、野菜のなかでもトップクラス。抗酸化作用が高いので、サラダや炒め物、マリネなどに。洋風のスープにも。

材料（2人分）

オートミール（クイックオーツ）……100g
溶き卵……4個分
木綿豆腐……200g
ほたて貝柱水煮缶……1缶（内容量120g：固形量50g）
しめじ……1パック
にら……50g
赤パプリカ……1/2個
A｜鶏がらスープの素（顆粒）……小さじ1
　｜水……600ml
塩……小さじ2/3
こしょう……少々

作り方

1　しめじは石づきを切り落としてほぐし、にらは1cm幅に切り、パプリカは1cm角に切る。

2　豆腐は食べやすい大きさに崩す。

3　鍋にA、ほたて（汁ごと）、オートミールを入れて温め、1、2を加えて中火で5分ほど煮る。塩、こしょうで味をととのえ、溶き卵を回し入れる。

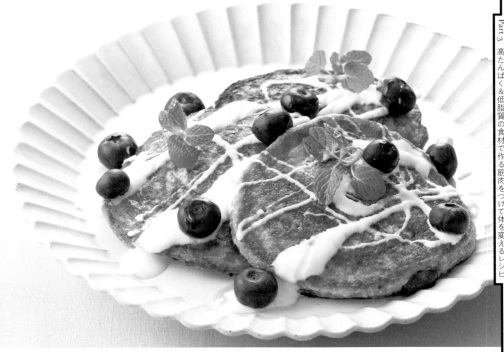

食物繊維豊富で腹もちも◎

オートミールパンケーキ

1人分				
たんぱく質	**6.7** g		脂質	**9.2** g
糖質	**27.0** g	ロイシン		**641** mg
ビタミンD	**1.1** μg	エネルギー		**226** kcal

| memo | ココナッツオイル
エネルギー代謝が速く、中性脂肪になりにくい中鎖脂肪酸を含んでいます。基礎代謝がアップすることで肌のハリやツヤもキープ。

材料（2人分）

オートミール（クイックオーツ）……40g
バナナ……1本
卵……1個
バニラエッセンス……少々
ココナッツオイル……10g
カスピ海ヨーグルト（無糖）……30g
メープルシロップ……小さじ1
ブルーベリー……20g
ミント……適量

作り方

1　オートミールはフードプロセッサーに入れて細かく砕く。

2　1に2〜3等分に折ったバナナ、卵、バニラエッセンスを加えて撹拌する。

3　フライパンにココナッツオイルを薄くひいて熱し、2を適量流し入れて弱火で焼く。焼き色がついたら裏返し、同様に焼く。

4　器に盛り、カスピ海ヨーグルト、メープルシロップをかけ、ブルーベリー、ミントを散らす。

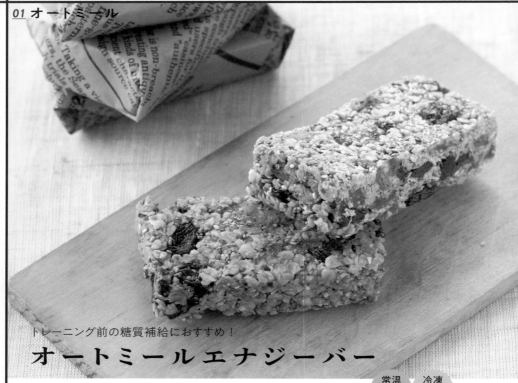

トレーニング前の糖質補給におすすめ！

オートミールエナジーバー

常温 **3** 週間　冷凍 **1** ヵ月

＊夏場は冷蔵で3週間

1/8量			
たんぱく質	**3.2** g	脂質	**6.9** g
糖質	**23.3** g	ロイシン	**261** mg
ビタミンD	**0.0** μg	エネルギー	**175** kcal

材料（14×15.5cmバット1台分）

オートミール（クイックオーツ）……80g
ココナッツオイル……10g
アーモンドやくるみなどお好みのナッツ
　……55g
レーズンやいちじくなどお好みの
　ドライフルーツ……100g
A クコの実・チアシード……各20g
　　はちみつ……60g
　　シナモン・オールスパイス……各適量

作り方

1 フライパンにココナッツオイル、オートミールを入れて中火で炒め、オートミール全体に油がなじんだら火からおろす。

2 ナッツはフードプロセッサーに入れて細かく砕く。ドライフルーツは5mm角程度に切る。

3 ボウルに*1*、*2*、**A**を入れ、練り合わせる。オーブンシートを敷いた耐熱のバット（または流し缶など）に入れ、平らにならしながらギュギュッと押さえる。

4 180℃に予熱したオーブンで10分ほど焼く。しっかりと冷ましたらバットから取り出し、8等分に切る。保存するときは、ワックスシートで包む。

携帯に便利で、うれしいたんぱく質多めのおやつ

オートミールプロテインボール

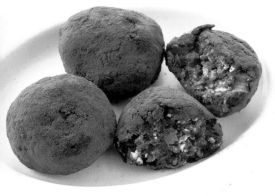

1個分					
たんぱく質	**3.2** g		脂質	**1.0** g	
糖質	**6.3** g		ロイシン	**247** mg	
ビタミンD	**0.3** μg		エネルギー	**50** kcal	

材料（作りやすい分量・9個分）

A｜ オートミール（クイックオーツ）……30g
　｜ プロテイン（チョコフレーバー）……30g
　｜ カスピ海ヨーグルト（無糖）……100g
　｜ おからパウダー……10g
デーツ（ナツメヤシの実）……2個（40g）
ピュアココアパウダー……大さじ1

作り方

1 デーツは種を取り除き、粗めのみじん切りにする。

2 ボウルに1、Aを入れて混ぜ合わせる。

3 2を一口大に丸め、ココアパウダーを入れたバットに並べる。バットをゆすりながら全体にココアをまぶす。

| memo | おからパウダー

大豆と同様にたんぱく質のほか、ビタミンB群、カルシウム、マグネシウムなどが豊富。常温で長期保存ができて（開封前）便利です。

足りない栄養が補えるうえ、
気持ちも大満足！

オートミールの
チョコレアケーキ

材料（1人分）

A｜ オートミール（クイックオーツ）……20g
　｜ 低脂肪牛乳……60g
　｜ プロテイン（チョコフレーバー）……20g
ピュアココアパウダー……小さじ1/2

作り方

1 器にAを入れて混ぜ合わせ、15分ほどおいてふやかしておく。

2 茶こしなどでココアパウダーをふる。

1人分					
たんぱく質	**16.7** g		脂質	**3.0** g	
糖質	**19.2** g		ロイシン	**1292** mg	
ビタミンD	**1.7** μg		エネルギー	**177** kcal	

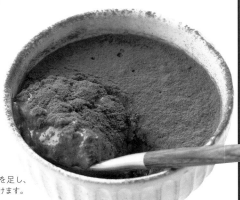

＊プロテインがなければ、はちみつかアガベシロップで甘みを足し、バニラエッセンスやシナモンで風味をつけてもおいしくいただけます。

02 押し麦

食感が楽しい押し麦は、食物繊維の宝庫。水溶性と不溶性の食物繊維を
ほぼ半分ずつ含んでいるので、バランスよく摂取することができます。
またビタミンやミネラルも豊富です。

押し麦を入れることで、
腹もちアップのスープに!

押し麦
ミネストローネ

1人分			
たんぱく質	**13.9** g	脂質	**3.5** g
糖質	**15.7** g	ロイシン	**1230** mg
ビタミンD	**0.2** µg	エネルギー	**158** kcal

材料(2人分)

押し麦——大さじ2
玉ねぎ——1/4個
キャベツ——60g
トマト——1個
にんじん——40g
鶏もも肉(できれば皮を
取り除く)——150g
ローリエ——1枚
水——500mℓ
塩——小さじ1/2
こしょう——少々

作り方

1 押し麦は洗って水けをきる。

2 玉ねぎ、キャベツ、トマトは1.5cm角に切り、にんじん
はいちょう切りにする。鶏肉は1.5cm角に切る。

3 鍋に分量の水、1、玉ねぎ、ローリエを入れて強火に
かけ、煮立ったら残りの2を加えて蓋をし、弱火で10
分ほど煮る。塩、こしょうで味をととのえる。

ディルの香りが広がるスパイシーな味わいがクセになる!

押し麦入りスパイスハンバーグ

1人分			
たんぱく質	**13.7** g	脂質	**17.0** g
糖質	**15.9** g	ロイシン	**1216** mg
ビタミンD	**0.4** µg	エネルギー	**281** kcal

材料(2人分)

押し麦——大さじ3
ディル(5mm幅に刻む)——10g
豚赤身ひき肉——50g
牛赤身ひき肉——100g
A｜ 溶き卵・プレーンヨーグルト
　　　——各大さじ1
　｜ カレー粉——小さじ1/2
　｜ 塩——小さじ1/3
　｜ こしょう——少々
オリーブ油——小さじ1
トマト(輪切り)——1個分
サニーレタス——適量

作り方

1 押し麦は洗い、鍋に入れてかぶるくらいの水
を加えて蓋をし、中火にかける。沸騰したら
弱火で10分ほどゆでる。やわらかく戻った
ら、ザルに上げて水けをきり、粗熱をとる。

2 ボウルにひき肉を入れてよく練り合わせ、1、
ディル、Aを加えてさらに練り合わせたら、2
等分にして円形に成形する。

3 フライパンにオリーブ油を中火で熱し、2を
入れて3分ほど焼く。空いたスペースにトマ
トを入れて焼き、両面をこんがりと焼いたら、
塩・粗びき黒こしょう各少々(分量外)をふり、
取り出す。

4 ハンバーグはこんがりとしてきたら上下を返
し、蓋をして弱火で7分ほど蒸し焼きにする。

5 器にサニーレタス、4、トマトを盛る。

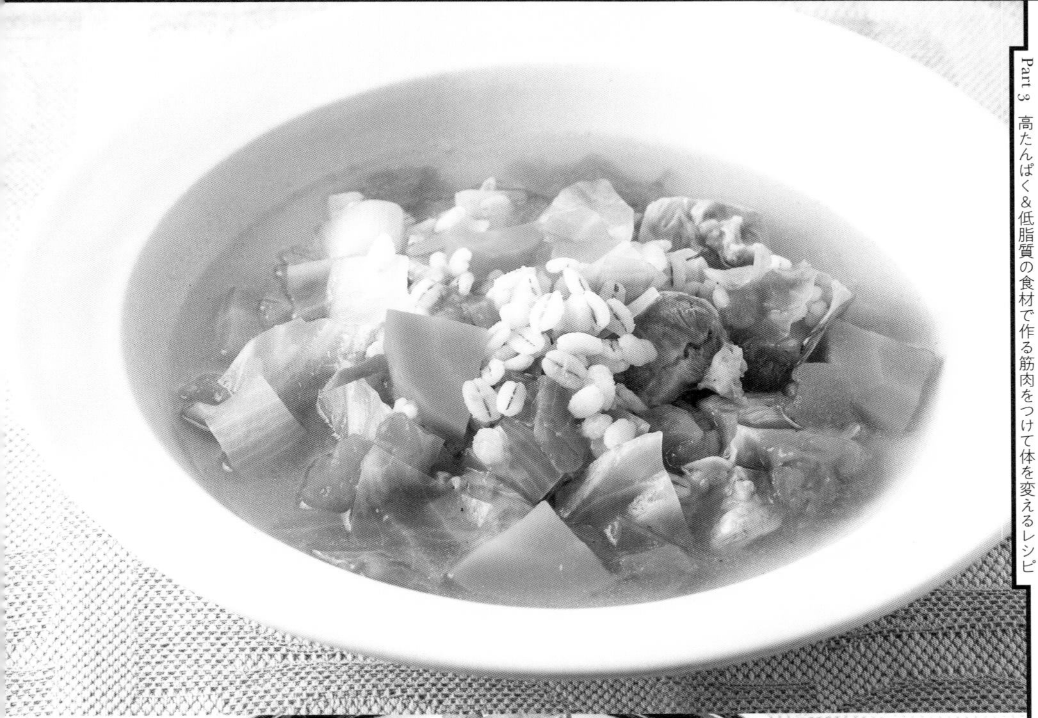

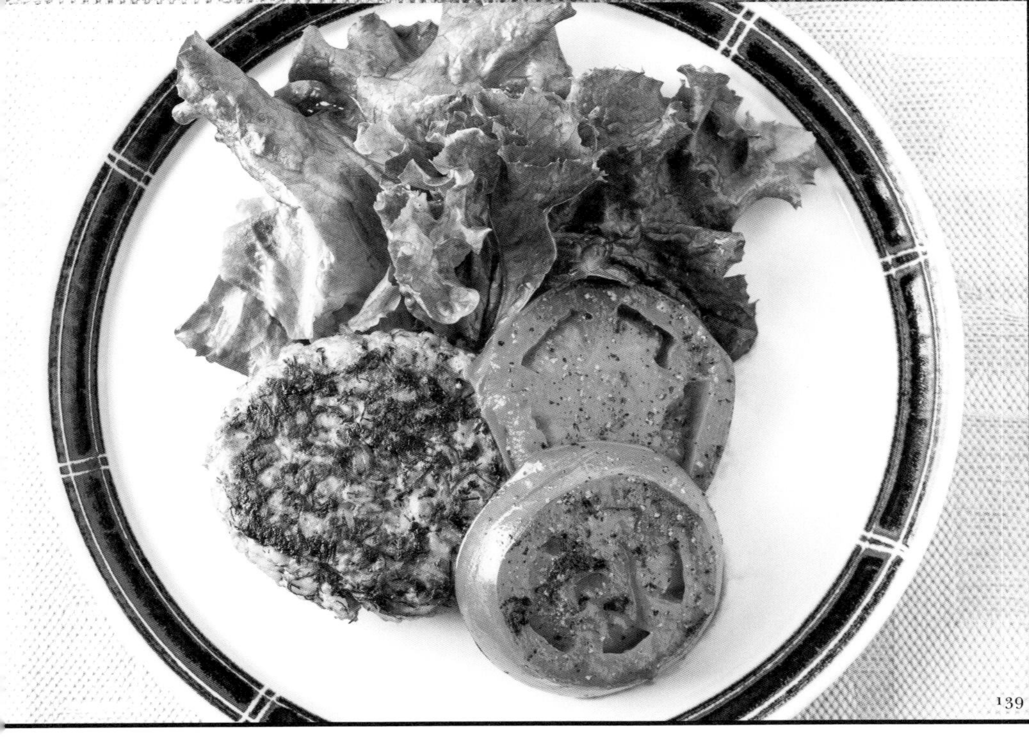

歯応えのある野菜を入れて、満足感アップ！

押し麦リゾット風

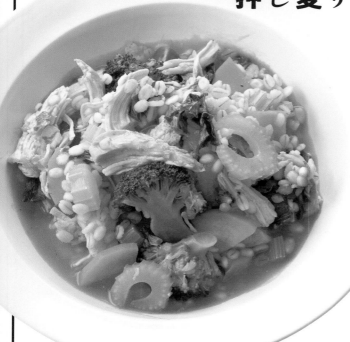

全量					
たんぱく質	**25.2** g		脂質	**2.6**	g
糖質	**40.9** g	ロイシン		**2231** mg	
ビタミンD	**0.1** μg	エネルギー		**313** kcal	

| memo | トマトジュース

抗酸化作用が強いリコピンは、生のトマトよりも濃縮還元されたトマトジュースのほうが高濃度に含まれています。

材料（2人分）
押し麦——90g
水——400㎖
レモンハーブサラダチキン（P79）——200g
ブロッコリー——120g
にんじん——80g
セロリ——1/2本
トマトジュース（無塩）——1本（190g）
塩——小さじ2/3
こしょう——少々

作り方
1 鍋にさっと洗った押し麦と分量の水を入れて強火にかける。沸騰したら弱火にして5分ほどゆでる。

2 サラダチキンはほぐす。ブロッコリーは小房に分け、にんじんはいちょう切り、セロリは茎と葉に分け、茎は5㎜幅に切り、葉はざく切りにする。

3 1にセロリの葉以外の2、トマトジュースを加えて5分ほど煮、塩、こしょうで味をととのえる。セロリの葉を加えてさっと混ぜる。

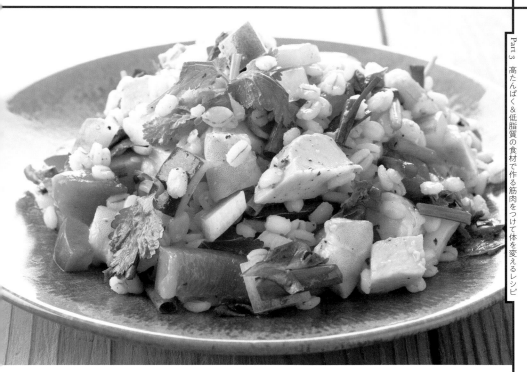

エスニック感満載のチョップドサラダ

押し麦エスニックサラダ

1人分		
たんぱく質 **31.8** g	脂質 **4.8** g	
糖質 **45.4** g	ロイシン **2808** mg	
ビタミンD **0.1** μg	エネルギー **372** kcal	

| memo | えび

えびは、低カロリー、低脂質、高たんぱく質の食材。コレステロール値を下げるタウリンも豊富なので、筋トレ時にとり入れて。

材料 (2人分)
押し麦……90g
ボイルえび……100g
タンドリー風サラダチキン (P78)……200g
赤パプリカ……1個
紫玉ねぎ……1個
パクチー……30g
万能ねぎ……20g
A｜ オリーブ油……小さじ1
　　ナンプラー・ライムの搾り汁……各大さじ1
　　塩・こしょう……各少々

作り方

1　押し麦はさっと洗い、10分ほどゆで、湯をきって冷ます。

2　えびは1.5cm幅に切り、サラダチキンは1.5cm角に切る。

3　パプリカ、紫玉ねぎは1.5cm角に切り、パクチー、万能ねぎは1.5cm幅に切る。

4　ボウルに1、2、3を入れ、Aで和える。

03 野菜

ビタミン、ミネラルが豊富な野菜は、たんぱく質と一緒にとるのが効果的です。
摂取カロリーを増やさずに食事量を増やすことができ、
満腹感が得られやすくなります。緑黄色野菜や葉物野菜がおすすめ。

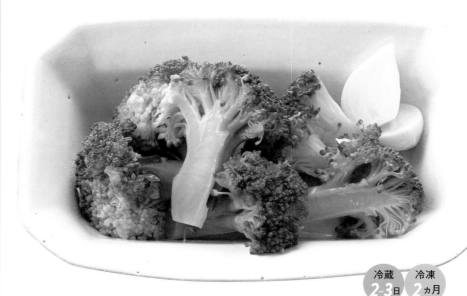

冷蔵 **2-3**日　冷凍 **2**ヵ月

たんぱく質メインのおかずにつけ合わせて

おいしい**塩**ゆでブロッコリー

全量				
たんぱく質	**11.8** g	脂質	**1.0** g
糖質	**9.3** g	ロイシン	**832** mg
ビタミンD	**0.0** µg	エネルギー	**124** kcal

材料（作りやすい分量）

ブロッコリー……1株
にんにく……1かけ
塩……適量

作り方

1 ブロッコリーは小房に分け、大きいものは半分に切る。茎は皮を切り落として乱切りにする。

2 鍋にたっぷりの水と半分に切ったにんにくを入れて強火にかけ、沸騰したら塩を加える（水1.5ℓに対して大さじ1）。

3 1を入れ、再びフツフツしてきたらそこから1分30秒～2分ゆでる。

4 ザルに上げて水けをきる。

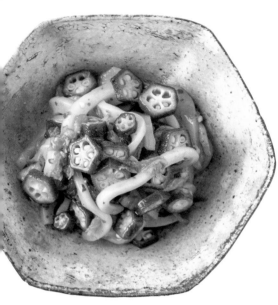

ごはんのお供にもおつまみにもぴったり！

オクラといかそうめんの
キ**ム**チ和え

1人分			
たんぱく質	**8.2** g	脂質	**0.2** g
糖質	**4.4** g	ロイシン	**661** mg
ビタミンD	**0.2** μg	エネルギー	**60** kcal

材料 (2人分)
いかそうめん……100g
オクラ……6本
白菜キムチ……60g
しょうゆ……適量

作り方

1　オクラはガクを取り除き、塩（分量外）をふって板ずりして洗い、熱湯で1分ほどゆでる。冷水にとって冷まし、小口切りにする。キムチは粗みじん切りにする。

2　ボウルに1、いかそうめんを入れて和え、しょうゆで味をととのえる。

九条ねぎの甘みと桜えびの香りがマッチ！

九条ねぎとえのきと
桜えびのチヂミ

1人分			
たんぱく質	**8.3** g	脂質	**5.2** g
糖質	**16.0** g	ロイシン	**751** mg
ビタミンD	**1.6** μg	エネルギー	**152** kcal

材料 (2人分)
九条ねぎ (小口切り) ……50g
えのきだけ……100g
桜えび (乾燥) ……10g
卵……1個
A｜小麦粉……大さじ3
　｜水……100㎖
　｜塩……ひとつまみ
ごま油……小さじ1
しょうゆ・豆板醤……各適宜

作り方

1　えのきだけは石づきを切り落とし、1cm幅に切ってほぐす。

2　ボウルに九条ねぎ、1、桜えび、Aを入れ、卵を割り入れて混ぜ合わせる。

3　フライパンにごま油を中火で熱し、2を流し入れて2分ほど焼く。こんがりしたら上下を返し、さらに2分ほど焼く。

4　食べやすい大きさに切って器に盛り、お好みでしょうゆ、豆板醤をつけて食べる。

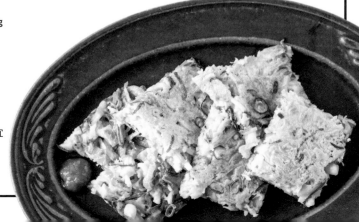

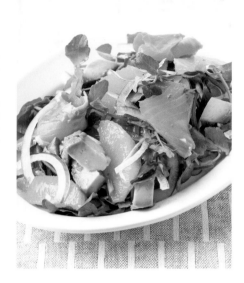

オレンジが入ることで一気におしゃれなサラダの完成！

アボカドとオレンジと サーモンのサラダ

1人分			
たんぱく質	**5.9** g	脂質	**17.6** g
糖質	**9.2** g	ロイシン	**533** mg
ビタミンD	**1.8** µg	エネルギー	**228** kcal

材料（2人分）

スモークサーモン……50g	アボカド……1/2個
紫玉ねぎ……1/4個	A　オリーブ油……小さじ1
オレンジ……1個（80g）	塩……小さじ1/3
クレソン……20g	こしょう……少々

作り方

1　サーモンは食べやすい大きさにちぎる。紫玉ねぎは薄切りにし、オレンジは薄皮から実を取り出す。クレソンは葉を摘む。アボカドは1cm角に切る。

2　ボウルに1、Aを入れて和える。

にんにくとクミンの香りが最高！

トマトごはん

1人分			
たんぱく質	**5.6** g	脂質	**3.7** g
糖質	**60.1** g	ロイシン	**453** mg
ビタミンD	**0.0** µg	エネルギー	**314** kcal

材料（2人分）

トマト……2個	塩……小さじ2/3
にんにく……1/2かけ	こしょう……少々
クミンシード……小さじ1/2	玄米ごはん……300g
オリーブ油……小さじ1	イタリアンパセリ……少々

作り方

1　トマトは6等分のくし形に切る。にんにくはみじん切りにする。

2　フライパンにオリーブ油、にんにく、クミンシードを中火で熱し、香りが出てきたらトマトを強火でさっと炒め、塩、こしょうで味つけする。

3　器に温かい玄米ごはんと2を盛り合わせ、粗めに刻んだイタリアンパセリを散らす。

| m e m o | 玄米ごはん

炭水化物の代謝に必要なビタミンB1や、血糖値を上がりにくくする食物繊維が豊富な主食。腹もちがいいのでダイエットにも最適。

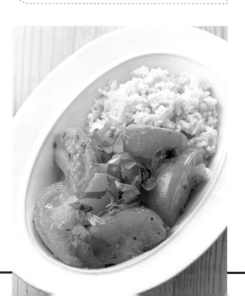

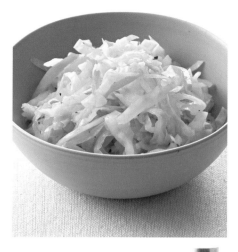

ほろ苦さがおいしいシャキシャキサラダ

ターメリック
コールスロー

冷蔵
3~4日

1人分				
たんぱく質	**1.0** g	脂質	**1.1** g
糖質	**5.0** g	ロイシン	**59** mg
ビタミンD	**0.0** µg	エネルギー	**37** kcal

材料（作りやすい分量）
キャベツ……400g
にんじん……1/2本
塩……小さじ1強
A｜オリーブ油……小さじ1
　｜ターメリック……小さじ1/2
　｜こしょう……少々

| memo | ターメリック

黄色い色素のクルクミンは、強い抗酸化作用があり、肝臓機能向上、美肌、がん予防など、さまざまな効果が注目されています。

作り方

1 キャベツ、にんじんは細切りにし、塩をふって軽くもむ。水けが出てきたらしっかりと絞る。

2 ボウルに**1**を入れ、**A**で和える。味をみて、足りなければ塩を加える。

| memo | ちりめんじゃこ

カルシウムが豊富。トレーニングで流した汗にはカルシウムが含まれているので、意識してサラダや和え物などにトッピングを。

ごま、のり、ちりめんじゃこ、
かつお節の旨みオンリー！

じゃこサラダ

1人分			
たんぱく質	**7.5** g	脂質	**0.8** g
糖質	**3.0** g	ロイシン	**677** mg
ビタミンD	**1.9** µg	エネルギー	**53** kcal

材料（2人分）
水菜……100g
ちりめんじゃこ……20g
白すりごま……小さじ1
刻みのり……2g
かつお節……2g

作り方

1 水菜はざく切りにし、水にさらしてシャキッとさせ、しっかりと水けをきり、器に盛る。

2 ごま、のり、かつお節を散らし、ちりめんじゃこをのせる。

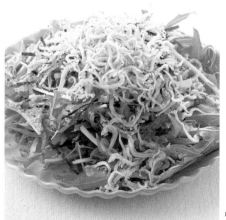

さまざまな料理のたんぱく質&脂質量

［ごはん料理］

ごはん
150g

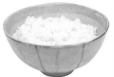

たんぱく質	3.0	g
脂質	0.3	g
糖質	51.9	g
ロイシン	285	mg
ビタミンD	0.0	µg
エネルギー	234	kcal

五穀ごはん
ごはん120g、五穀米12g

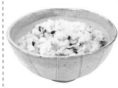

たんぱく質	4.2	g
脂質	0.9	g
糖質	51.1	g
ロイシン	448	mg
ビタミンD	0.0	µg
エネルギー	237	kcal

玄米ごはん
150g

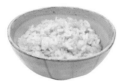

たんぱく質	3.6	g
脂質	1.4	g
糖質	48.0	g
ロイシン	345	mg
ビタミンD	0.0	µg
エネルギー	228	kcal

炊き込みごはん
ごはん115g、鶏もも肉15g、にんじん10g

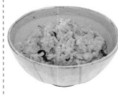

たんぱく質	5.6	g
脂質	2.5	g
糖質	40.8	g
ロイシン	507	mg
ビタミンD	0.1	µg
エネルギー	218	kcal

深川めし
ごはん120g、あさり20g

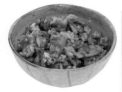

たんぱく質	4.1	g
脂質	0.5	g
糖質	42.8	g
ロイシン	371	mg
ビタミンD	0.0	µg
エネルギー	202	kcal

いかめし （3個）
ごはん30g、いか50g

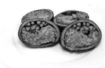

たんぱく質	7.9	g
脂質	0.2	g
糖質	17.0	g
ロイシン	706	mg
ビタミンD	0.2	µg
エネルギー	111	kcal

たこめし
ごはん115g、たこ30g

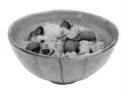

たんぱく質	6.0	g
脂質	0.3	g
糖質	42.2	g
ロイシン	546	mg
ビタミンD	0.0	µg
エネルギー	209	kcal

釜めし
ごはん120g、鶏もも肉10g、油揚げ2g

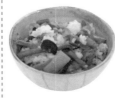

たんぱく質	4.9	g
脂質	2.2	g
糖質	42.5	g
ロイシン	444	mg
ビタミンD	0.3	µg
エネルギー	223	kcal

※料理名の下には、主な材料を表記しています。

普段食べることが多い料理や食品のたんぱく質や脂質の量を調べてみましょう。
糖質、ロイシン、ビタミンD、エネルギーもチェックできます。

赤飯
150g

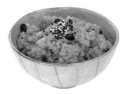

たんぱく質	5.4	g
脂質	0.8	g
糖質	61.7	g
ロイシン	527	mg
ビタミンD	0.0	µg
エネルギー	280	kcal

中華おこわ
ごはん115g、豚もも肉20g、にんじん5g

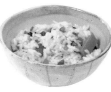

たんぱく質	6.9	g
脂質	3.3	g
糖質	43.8	g
ロイシン	625	mg
ビタミンD	0.2	µg
エネルギー	245	kcal

ちまき（1個）
ごはん65g、豚もも肉10g、たけのこ15g

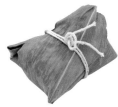

たんぱく質	4.2	g
脂質	6.9	g
糖質	27.0	g
ロイシン	376	mg
ビタミンD	0.0	µg
エネルギー	197	kcal

鮭茶漬け
ごはん160g、鮭15g

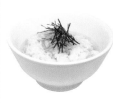

たんぱく質	6.4	g
脂質	0.9	g
糖質	56.5	g
ロイシン	588	mg
ビタミンD	4.8	µg
エネルギー	272	kcal

中華丼
ごはん250g、白菜60g、いか25g、えび10g

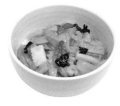

たんぱく質	13.7	g
脂質	17.2	g
糖質	100.4	g
ロイシン	1224	mg
ビタミンD	0.8	µg
エネルギー	640	kcal

豚丼
ごはん250g、豚バラ肉70g、玉ねぎ30g

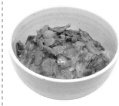

たんぱく質	14.7	g
脂質	27.4	g
糖質	94.3	g
ロイシン	1300	mg
ビタミンD	0.3	µg
エネルギー	710	kcal

天津丼
ごはん250g、卵75g、かに25g

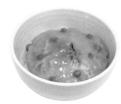

たんぱく質	17.6	g
脂質	20.2	g
糖質	95.7	g
ロイシン	1617	mg
ビタミンD	2.9	µg
エネルギー	658	kcal

海鮮丼
ごはん250g、かんぱち40g、いか21g、甘えび15g

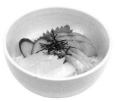

たんぱく質	17.8	g
脂質	2.1	g
糖質	95.9	g
ロイシン	1625	mg
ビタミンD	1.7	µg
エネルギー	495	kcal

＊「日本食品標準成分表（八訂）増補2023年をもとに算出

そぼろ丼
ごはん250g、鶏ひき肉40g、卵50g

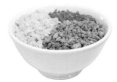

たんぱく質	17.2	g
脂質	9.6	g
糖質	96.9	g
ロイシン	1600	mg
ビタミンD	1.9	µg
エネルギー	576	kcal

うな丼
ごはん250g、うなぎの蒲焼き160g

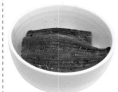

たんぱく質	37.0	g
脂質	31.5	g
糖質	115.2	g
ロイシン	2980	mg
ビタミンD	30.4	µg
エネルギー	929	kcal

牛カルビ丼
ごはん250g、牛バラ肉90g、玉ねぎ30g

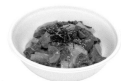

たんぱく質	16.1	g
脂質	41.1	g
糖質	94.8	g
ロイシン	1432	mg
ビタミンD	0.0	µg
エネルギー	848	kcal

ソースカツ丼
ごはん250g、豚ロース肉105g

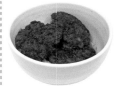

たんぱく質	26.7	g
脂質	34.7	g
糖質	110.8	g
ロイシン	2449	mg
ビタミンD	0.4	µg
エネルギー	895	kcal

まぐろのにぎり （2貫）
ごはん45g、まぐろ20g

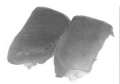

たんぱく質	5.3	g
脂質	0.3	g
糖質	16.6	g
ロイシン	484	mg
ビタミンD	1.0	µg
エネルギー	94	kcal

あじのにぎり （2貫）
ごはん45g、あじ20g

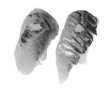

たんぱく質	4.2	g
脂質	0.7	g
糖質	16.5	g
ロイシン	384	mg
ビタミンD	1.6	µg
エネルギー	93	kcal

サーモンのにぎり （2貫）
ごはん45g、サーモン20g

たんぱく質	4.3	g
脂質	3.0	g
糖質	16.6	g
ロイシン	384	mg
ビタミンD	1.7	µg
エネルギー	114	kcal

かんぱちのにぎり （2貫）
ごはん45g、かんぱち20g

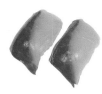

たんぱく質	4.4	g
脂質	0.8	g
糖質	16.5	g
ロイシン	404	mg
ビタミンD	0.8	µg
エネルギー	95	kcal

えびのにぎり （2貫）
ごはん45g、えび20g

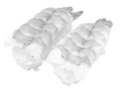

たんぱく質	4.2	g
脂質	0.2	g
糖質	16.3	g
ロイシン	364	mg
ビタミンD	0.0	μg
エネルギー	87	kcal

いかのにぎり （2貫）
ごはん45g、いか14g

たんぱく質	2.8	g
脂質	0.1	g
糖質	16.3	g
ロイシン	252	mg
ビタミンD	0.0	μg
エネルギー	81	kcal

たこのにぎり （2貫）
ごはん45g、たこ20g

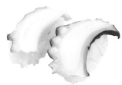

たんぱく質	4.0	g
脂質	0.1	g
糖質	17.0	g
ロイシン	364	mg
ビタミンD	0.0	μg
エネルギー	89	kcal

玉子のにぎり （2貫）
ごはん45g、卵焼き60g

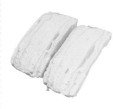

たんぱく質	6.5	g
脂質	4.9	g
糖質	20.9	g
ロイシン	84	mg
ビタミンD	1.3	μg
エネルギー	158	kcal

納豆の軍艦 （2貫）
ごはん45g、納豆20g

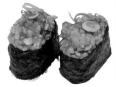

たんぱく質	3.9	g
脂質	2.0	g
糖質	16.6	g
ロイシン	353	mg
ビタミンD	0.0	μg
エネルギー	109	kcal

うにの軍艦 （2貫）
ごはん45g、うに20g

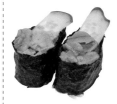

たんぱく質	3.5	g
脂質	0.8	g
糖質	20.2	g
ロイシン	294	mg
ビタミンD	0.0	μg
エネルギー	107	kcal

いくらの軍艦 （2貫）
ごはん45g、いくら20g

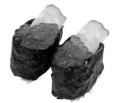

たんぱく質	6.8	g
脂質	2.4	g
糖質	17.3	g
ロイシン	734	mg
ビタミンD	8.8	μg
エネルギー	123	kcal

ツナサラダの軍艦 （2貫）
ごはん45g、ツナ20g

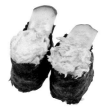

たんぱく質	4.1	g
脂質	7.7	g
糖質	16.7	g
ロイシン	378	mg
ビタミンD	0.8	μg
エネルギー	157	kcal

ちらし寿司

ごはん160g、卵25g、さわら20g、えび10g、
いか10g

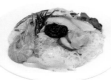

たんぱく質	21.0	g
脂質	7.6	g
糖質	73.4	g
ロイシン	1926	mg
ビタミンD	5.3	µg
エネルギー	465	kcal

いなり寿司 （2個）

ごはん55g、油揚げ30g

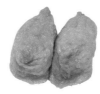

たんぱく質	8.5	g
脂質	10.0	g
糖質	26.5	g
ロイシン	773	mg
ビタミンD	0.0	µg
エネルギー	236	kcal

太巻き （五目）

ごはん135g、卵20g、きゅうり12g

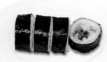

たんぱく質	6.5	g
脂質	2.4	g
糖質	58.6	g
ロイシン	600	mg
ビタミンD	1.3	µg
エネルギー	299	kcal

きつねうどん

ゆでうどん250g、油揚げ20g、かまぼこ10g

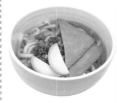

たんぱく質	13.3	g
脂質	7.0	g
糖質	59.8	g
ロイシン	1111	mg
ビタミンD	0.2	µg
エネルギー	376	kcal

月見うどん

ゆでうどん250g、卵50g、かまぼこ10g

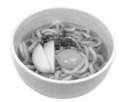

たんぱく質	14.2	g
脂質	5.5	g
糖質	57.1	g
ロイシン	1226	mg
ビタミンD	2.1	µg
エネルギー	353	kcal

肉うどん

ゆでうどん250g、牛バラ肉50g、かまぼこ10g

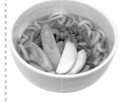

たんぱく質	14.4	g
脂質	19.4	g
糖質	60.1	g
ロイシン	1190	mg
ビタミンD	0.2	µg
エネルギー	497	kcal

天ぷらうどん

ゆでうどん250g、えび20g、かまぼこ10g

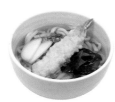

たんぱく質	12.0	g
脂質	3.4	g
糖質	58.6	g
ロイシン	977	mg
ビタミンD	0.3	µg
エネルギー	333	kcal

煮込みうどん

ゆでうどん250g、鶏むね肉30g、さつま揚げ20g

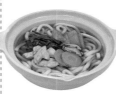

たんぱく質	14.9	g
脂質	2.9	g
糖質	56.7	g
ロイシン	1253	mg
ビタミンD	0.2	µg
エネルギー	333	kcal

焼きうどん

ゆでうどん250g、豚バラ肉30g、キャベツ20g

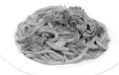

たんぱく質	10.9	g
脂質	26.8	g
糖質	52.5	g
ロイシン	888	mg
ビタミンD	0.2	µg
エネルギー	514	kcal

サラダうどん（めんつゆ）

ゆでうどん250g、鶏もも肉30g、卵25g

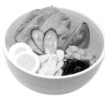

たんぱく質	16.1	g
脂質	4.4	g
糖質	62.4	g
ロイシン	1335	mg
ビタミンD	0.7	µg
エネルギー	369	kcal

カレーうどん

ゆでうどん250g、豚もも肉40g、
じゃがいも30g

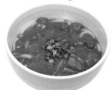

たんぱく質	16.0	g
脂質	5.4	g
糖質	73.2	g
ロイシン	1342	mg
ビタミンD	0.0	µg
エネルギー	447	kcal

しょうゆラーメン

ゆで中華麺230g、焼き豚20g、なると10g

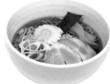

たんぱく質	19.4	g
脂質	6.6	g
糖質	63.7	g
ロイシン	1391	mg
ビタミンD	0.1	µg
エネルギー	417	kcal

チャーシュー麺

ゆで中華麺230g、焼き豚60g、なると10g

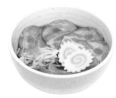

たんぱく質	25.8	g
脂質	9.5	g
糖質	67.0	g
ロイシン	1977	mg
ビタミンD	0.4	µg
エネルギー	482	kcal

豚骨ラーメン

ゆで中華麺230g、焼き豚20g、もやし20g

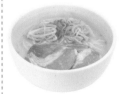

たんぱく質	18.5	g
脂質	10.4	g
糖質	66.7	g
ロイシン	1383	mg
ビタミンD	0.1	µg
エネルギー	464	kcal

みそラーメン

ゆで中華麺230g、焼き豚20g、もやし20g

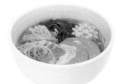

たんぱく質	20.7	g
脂質	8.5	g
糖質	69.3	g
ロイシン	1612	mg
ビタミンD	0.1	µg
エネルギー	465	kcal

担々麺

ゆで中華麺230g、豚ひき肉40g、ほうれん草30g

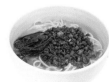

たんぱく質	24.2	g
脂質	26.4	g
糖質	66.6	g
ロイシン	1901	mg
ビタミンD	0.2	µg
エネルギー	638	kcal

ジャージャー麺
ゆで中華麺230g、豚ひき肉70g、きゅうり50g

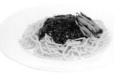

たんぱく質	24.6	g
脂質	20.3	g
糖質	69.4	g
ロイシン	2033	mg
ビタミンD	0.3	μg
エネルギー	583	kcal

ちゃんぽん
ゆで中華麺230g、豚もも肉25g、いか25g、えび10g

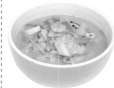

たんぱく質	24.5	g
脂質	15.4	g
糖質	67.1	g
ロイシン	2043	mg
ビタミンD	0.3	μg
エネルギー	537	kcal

ワンタン麺
ゆで中華麺200g、ワンタン皮25g、豚ひき肉25g

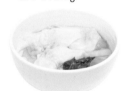

たんぱく質	18.9	g
脂質	9.2	g
糖質	65.7	g
ロイシン	1388	mg
ビタミンD	0.1	μg
エネルギー	442	kcal

五目ラーメン
ゆで中華麺230g、いか35g、玉ねぎ50g

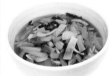

たんぱく質	20.1	g
脂質	12.5	g
糖質	67.4	g
ロイシン	1498	mg
ビタミンD	0.1	μg
エネルギー	488	kcal

タンメン
ゆで中華麺230g、キャベツ50g、もやし75g

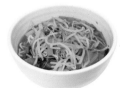

たんぱく質	15.0	g
脂質	1.3	g
糖質	69.7	g
ロイシン	1147	mg
ビタミンD	2.1	μg
エネルギー	387	kcal

皿うどん
蒸し中華麺115g、豚バラ肉20g、うずら卵10g、えび10g

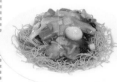

たんぱく質	11.8	g
脂質	38.4	g
糖質	44.2	g
ロイシン	1001	mg
ビタミンD	0.8	μg
エネルギー	592	kcal

焼きそば
蒸し中華麺150g、豚ロース肉30g、キャベツ50g

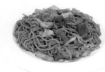

たんぱく質	13.5	g
脂質	21.4	g
糖質	58.3	g
ロイシン	1131	mg
ビタミンD	0.0	μg
エネルギー	497	kcal

海鮮あんかけ焼きそば
蒸し中華麺150g、いか20g、えび10g

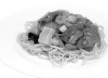

たんぱく質	13.5	g
脂質	17.3	g
糖質	59.9	g
ロイシン	1116	mg
ビタミンD	0.5	μg
エネルギー	468	kcal

お好み焼き

小麦粉40g、えび20g、いか14g

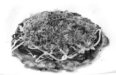

たんぱく質	14.5	g
脂質	14.8	g
糖質	45.3	g
ロイシン	1204	mg
ビタミンD	1.3	μg
エネルギー	385	kcal

広島風お好み焼き

小麦粉30g、蒸し中華麺75g、豚バラ肉50g

たんぱく質	14.5	g
脂質	25.8	g
糖質	58.4	g
ロイシン	1159	mg
ビタミンD	0.3	μg
エネルギー	540	kcal

たこ焼き（10個）

小麦粉30g、たこ50g、キャベツ50g

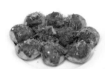

たんぱく質	16.3	g
脂質	8.0	g
糖質	50.3	g
ロイシン	1407	mg
ビタミンD	1.0	μg
エネルギー	349	kcal

チヂミ

小麦粉25g、にら25g、えび20g

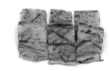

たんぱく質	9.3	g
脂質	12.7	g
糖質	22.3	g
ロイシン	802	mg
ビタミンD	0.5	μg
エネルギー	248	kcal

ピザ（ウインナーソーセージ）

ピザ生地120g、ウインナーソーセージ40g、チーズ40g

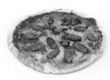

たんぱく質	25.9	g
脂質	24.7	g
糖質	61.6	g
ロイシン	1456	mg
ビタミンD	0.3	μg
エネルギー	587	kcal

ピザ（魚介系）

ピザ生地120g、いか40g、えび40g、チーズ40g

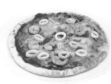

たんぱく質	31.5	g
脂質	13.3	g
糖質	63.5	g
ロイシン	1936	mg
ビタミンD	0.1	μg
エネルギー	515	kcal

ツナサラダクレープ

牛乳50g、卵20g、小麦粉15g、ツナ30g、レタス15g、きゅうり15g

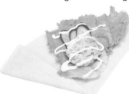

たんぱく質	9.9	g
脂質	21.4	g
糖質	22.9	g
ロイシン	925	mg
ビタミンD	2.2	μg
エネルギー	326	kcal

チーズハムクレープ

牛乳50g、卵20g、小麦粉15g、チーズ20g、ハム15g、レタス15g

たんぱく質	11.8	g
脂質	17.0	g
糖質	22.2	g
ロイシン	1171	mg
ビタミンD	1.0	μg
エネルギー	292	kcal

シーフードカレー
ごはん230g、えび20g、ほたて30g、いか14g

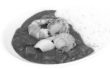

たんぱく質	15.6	g
脂質	9.4	g
糖質	99.1	g
ロイシン	1293	mg
ビタミンD	0.0	μg
エネルギー	575	kcal

ポークカレー
ごはん230g、豚もも肉60g、玉ねぎ60g

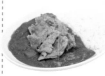

たんぱく質	16.9	g
脂質	16.0	g
糖質	98.2	g
ロイシン	1525	mg
ビタミンD	0.1	μg
エネルギー	636	kcal

チキンカレー
ごはん230g、鶏手羽60g、玉ねぎ60g

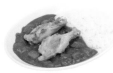

たんぱく質	16.7	g
脂質	17.3	g
糖質	95.4	g
ロイシン	1405	mg
ビタミンD	0.2	μg
エネルギー	636	kcal

ドライカレー
ごはん230g、豚ひき肉40g、キャベツ55g

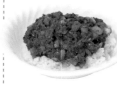

たんぱく質	12.3	g
脂質	11.0	g
糖質	87.9	g
ロイシン	1077	mg
ビタミンD	0.2	μg
エネルギー	524	kcal

ハヤシライス
ごはん230g、牛ロース肉60g、玉ねぎ60g

たんぱく質	14.6	g
脂質	22.8	g
糖質	95.7	g
ロイシン	1249	mg
ビタミンD	0.1	μg
エネルギー	668	kcal

オムライス
ごはん200g、鶏もも肉30g、卵75g

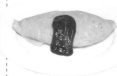

たんぱく質	18.4	g
脂質	24.1	g
糖質	84.7	g
ロイシン	1693	mg
ビタミンD	3.0	μg
エネルギー	648	kcal

ミートソースドリア
ごはん200g、牛ひき肉40g、ホールトマト缶160g

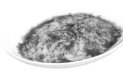

たんぱく質	16.4	g
脂質	16.0	g
糖質	79.4	g
ロイシン	1472	mg
ビタミンD	0.1	μg
エネルギー	584	kcal

チキンドリア
ごはん200g、鶏もも肉50g、チーズ10g

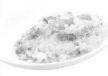

たんぱく質	23.8	g
脂質	20.7	g
糖質	81.7	g
ロイシン	2237	mg
ビタミンD	0.6	μg
エネルギー	627	kcal

ミートスパゲッティ
ゆでスパゲッティ220g、牛ひき肉50g、
ホールトマト缶200g

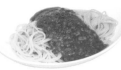

たんぱく質	21.2	g
脂質	21.6	g
糖質	75.0	g
ロイシン	1716	mg
ビタミンD	0.1	μg
エネルギー	647	kcal

ナポリタン
ゆでスパゲッティ220g、玉ねぎ30g、
ウインナーソーセージ30g

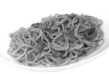

たんぱく質	15.7	g
脂質	23.6	g
糖質	73.4	g
ロイシン	1310	mg
ビタミンD	0.2	μg
エネルギー	591	kcal

カルボナーラ
ゆでスパゲッティ220g、ベーコン30g、
チーズ12.5g

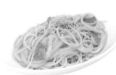

たんぱく質	23.1	g
脂質	32.5	g
糖質	68.8	g
ロイシン	2119	mg
ビタミンD	1.7	μg
エネルギー	685	kcal

ボンゴレ・ビアンゴ
ゆでスパゲッティ220g、あさり60g

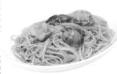

たんぱく質	14.5	g
脂質	13.9	g
糖質	66.5	g
ロイシン	1213	mg
ビタミンD	0.1	μg
エネルギー	518	kcal

サーモンのクリームパスタ
ゆでスパゲッティ220g、鮭60g、玉ねぎ50g、
グリーンアスパラガス30g

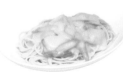

たんぱく質	28.2	g
脂質	13.9	g
糖質	79.5	g
ロイシン	2495	mg
ビタミンD	19.6	μg
エネルギー	577	kcal

ペスカトーレ
ゆでスパゲッティ220g、いか30g、あさり15g、
ホールトマト缶100g

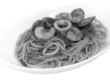

たんぱく質	19.8	g
脂質	19.0	g
糖質	71.1	g
ロイシン	1642	mg
ビタミンD	0.1	μg
エネルギー	557	kcal

たらこ和風パスタ
ゆでスパゲッティ220g、たらこ80g

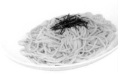

たんぱく質	29.2	g
脂質	14.3	g
糖質	68.9	g
ロイシン	2815	mg
ビタミンD	1.4	μg
エネルギー	554	kcal

シーフードグラタン
ほたて50g、えび40g、チーズ20g

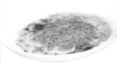

たんぱく質	20.8	g
脂質	20.6	g
糖質	21.6	g
ロイシン	1875	mg
ビタミンD	0.4	μg
エネルギー	372	kcal

おにぎり（鮭）
ごはん100g、鮭15g、のり1g

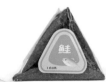

たんぱく質	5.2 g
脂質	0.9 g
糖質	35.4 g
ロイシン	476 mg
ビタミンD	4.8 µg
エネルギー	179 kcal

おにぎり（おかか）
ごはん100g、かつお節佃煮3g、のり1g

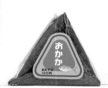

たんぱく質	2.8 g
脂質	0.3 g
糖質	35.9 g
ロイシン	263 mg
ビタミンD	0.2 µg
エネルギー	166 kcal

おにぎり（えびマヨ）
ごはん100g、えび10g、のり1g

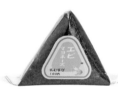

たんぱく質	4.0 g
脂質	2.8 g
糖質	35.1 g
ロイシン	365 mg
ビタミンD	0.0 µg
エネルギー	190 kcal

おにぎり（ツナマヨ）
ごはん100g、ツナ10g、のり1g

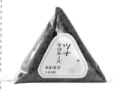

たんぱく質	3.8 g
脂質	4.2 g
糖質	35.2 g
ロイシン	353 mg
ビタミンD	0.2 µg
エネルギー	202 kcal

おにぎり（明太子）
ごはん100g、明太子10g、のり1g

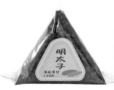

たんぱく質	4.2 g
脂質	0.5 g
糖質	35.5 g
ロイシン	408 mg
ビタミンD	0.1 µg
エネルギー	171 kcal

おにぎり（鶏五目）
ごはん80g、鶏もも肉10g、のり1g

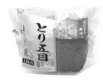

たんぱく質	4.0 g
脂質	0.7 g
糖質	27.4 g
ロイシン	365 mg
ビタミンD	0.1 µg
エネルギー	139 kcal

天むす（2個）
ごはん200g、えび40g、のり2g

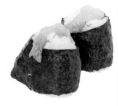

たんぱく質	11.5 g
脂質	5.5 g
糖質	75.5 g
ロイシン	1028 mg
ビタミンD	0.1 µg
エネルギー	416 kcal

肉巻きおにぎり
ごはん100g、豚ロース肉60g

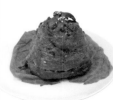

たんぱく質	13.6 g
脂質	7.0 g
糖質	44.1 g
ロイシン	1264 mg
ビタミンD	0.1 µg
エネルギー	316 kcal

サンドイッチ（ハム）
食パン40g、ハム40g、レタス20g

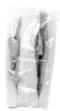

たんぱく質	9.6	g
脂質	12.0	g
糖質	20.6	g
ロイシン	853	mg
ビタミンD	0.1	μg
エネルギー	234	kcal

サンドイッチ（卵）
食パン40g、卵50g

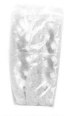

たんぱく質	8.9	g
脂質	17.7	g
糖質	19.0	g
ロイシン	813	mg
ビタミンD	1.3	μg
エネルギー	274	kcal

サンドイッチ（ツナ）
食パン40g、ツナ40g、レタス10g

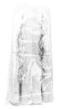

たんぱく質	9.4	g
脂質	20.4	g
糖質	19.9	g
ロイシン	820	mg
ビタミンD	1.7	μg
エネルギー	304	kcal

サンドイッチ（ハム卵）
食パン60g、卵25g、ハム40g

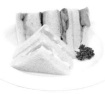

たんぱく質	14.0	g
脂質	19.8	g
糖質	30.1	g
ロイシン	1256	mg
ビタミンD	0.8	μg
エネルギー	361	kcal

サンドイッチ（ポテトサラダチーズ）
食パン40g、じゃがいも20g、チーズ9g

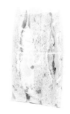

たんぱく質	7.1	g
脂質	11.4	g
糖質	21.0	g
ロイシン	640	mg
ビタミンD	0.1	μg
エネルギー	224	kcal

カツサンド
食パン40g、豚ロース肉45g、キャベツ20g

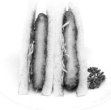

たんぱく質	12.1	g
脂質	17.4	g
糖質	27.1	g
ロイシン	1066	mg
ビタミンD	0.2	μg
エネルギー	319	kcal

ピザまん
100g

たんぱく質	6.4	g
脂質	6.7	g
糖質	24.2	g
ロイシン	564	mg
ビタミンD	0.0	μg
エネルギー	189	kcal

カレーまん
70g

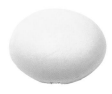

たんぱく質	4.5	g
脂質	6.5	g
糖質	26.9	g
ロイシン	382	mg
ビタミンD	0.1	μg
エネルギー	189	kcal

チーズトースト

食パン（6枚切り1枚）60g、チーズ18g

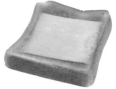

たんぱく質	8.3	g
脂質	6.7	g
糖質	26.5	g
ロイシン	768	mg
ビタミンD	Tr	µg
エネルギー	205	kcal

フレンチトースト

食パン（6枚切り1枚）60g、卵25g、牛乳70g、メープルシロップ20g

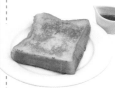

たんぱく質	9.4	g
脂質	13.0	g
糖質	48.7	g
ロイシン	857	mg
ビタミンD	1.2	µg
エネルギー	354	kcal

ピザトースト

食パン（6枚切り1枚）60g、トマトソース20g、チーズ18g、ベーコン10g

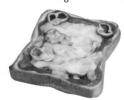

たんぱく質	10.3	g
脂質	8.5	g
糖質	29.9	g
ロイシン	910	mg
ビタミンD	Tr	µg
エネルギー	246	kcal

ホットドッグ

コッペパン60g、レタス10g、ウインナーソーセージ35g

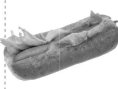

たんぱく質	8.6	g
脂質	13.0	g
糖質	31.0	g
ロイシン	709	mg
ビタミンD	0.1	µg
エネルギー	282	kcal

ハンバーガー

バンズ50g、合いびき肉20g、レタス20g

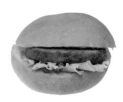

たんぱく質	8.1	g
脂質	10.4	g
糖質	31.3	g
ロイシン	678	mg
ビタミンD	0.2	µg
エネルギー	254	kcal

チーズバーガー

バンズ50g、合いびき肉20g、チーズ10g

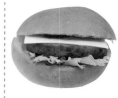

たんぱく質	10.3	g
脂質	12.8	g
糖質	31.3	g
ロイシン	908	mg
ビタミンD	0.2	µg
エネルギー	285	kcal

フィッシュバーガー

バンズ50g、たら45g、レタス20g

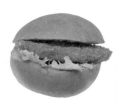

たんぱく質	12.4	g
脂質	16.8	g
糖質	31.0	g
ロイシン	1084	mg
ビタミンD	0.8	µg
エネルギー	328	kcal

チキンバーガー

バンズ50g、鶏もも肉50g、レタス20g

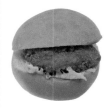

たんぱく質	14.2	g
脂質	21.2	g
糖質	32.4	g
ロイシン	1250	mg
ビタミンD	0.4	µg
エネルギー	381	kcal

鶏もも串 （タレ）
鶏もも肉35g

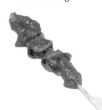

たんぱく質	6.1	g
脂質	4.7	g
糖質	1.6	g
ロイシン	539	mg
ビタミンD	0.1	μg
エネルギー	75	kcal

ねぎま串 （タレ）
鶏もも肉25g、ねぎ10g

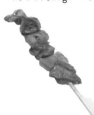

たんぱく質	4.5	g
脂質	3.4	g
糖質	2.2	g
ロイシン	395	mg
ビタミンD	0.1	μg
エネルギー	60	kcal

つくね串 （タレ）
鶏ひき肉40g

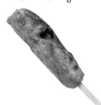

たんぱく質	6.6	g
脂質	4.8	g
糖質	5.2	g
ロイシン	593	mg
ビタミンD	0.3	μg
エネルギー	96	kcal

鶏皮串 （タレ）
鶏皮30g

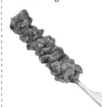

たんぱく質	1.7	g
脂質	15.1	g
糖質	1.3	g
ロイシン	106	mg
ビタミンD	0.1	μg
エネルギー	149	kcal

ささみ串 （タレ）
鶏ささみ35g

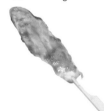

たんぱく質	7.0	g
脂質	0.2	g
糖質	2.3	g
ロイシン	677	mg
ビタミンD	0.0	μg
エネルギー	42	kcal

なんこつ串 （塩）
鶏なんこつ30g

たんぱく質	3.8	g
脂質	0.1	g
糖質	0.1	g
ロイシン	—	mg
ビタミンD	0.0	μg
エネルギー	16	kcal

レバー串 （タレ）
鶏レバー30g

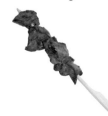

たんぱく質	4.9	g
脂質	0.6	g
糖質	2.7	g
ロイシン	520	mg
ビタミンD	0.1	μg
エネルギー	37	kcal

手羽先串 （塩）
鶏手羽45g

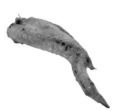

たんぱく質	7.4	g
脂質	6.2	g
糖質	0.0	g
ロイシン	630	mg
ビタミンD	0.2	μg
エネルギー	85	kcal

＊「Tr」とは微量、「-」とは未測定を示しています。

豚アスパラ串 （塩）
豚バラ肉40g、グリーンアスパラガス20g

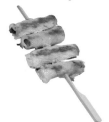

たんぱく質	5.5	g
脂質	14.0	g
糖質	0.5	g
ロイシン	466	mg
ビタミンD	0.2	μg
エネルギー	151	kcal

豚バラ串 （塩）
豚バラ肉40g

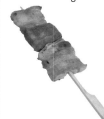

たんぱく質	5.1	g
脂質	14.0	g
糖質	0.0	g
ロイシン	440	mg
ビタミンD	0.2	μg
エネルギー	146	kcal

串カツ （2本）
豚もも肉70g

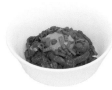

たんぱく質	13.8	g
脂質	25.7	g
糖質	13.1	g
ロイシン	1278	mg
ビタミンD	0.3	μg
エネルギー	341	kcal

焼き肉
牛リブロース肉100g、野菜140g

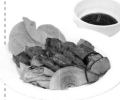

たんぱく質	14.7	g
脂質	35.7	g
糖質	20.8	g
ロイシン	1259	mg
ビタミンD	0.1	μg
エネルギー	469	kcal

ユッケ
牛もも肉100g、卵黄17g

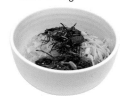

たんぱく質	20.6	g
脂質	9.2	g
糖質	9.4	g
ロイシン	2065	mg
ビタミンD	2.0	μg
エネルギー	207	kcal

牛タン
牛タン120g

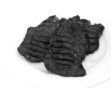

たんぱく質	14.8	g
脂質	38.0	g
糖質	0.5	g
ロイシン	1442	mg
ビタミンD	0.0	μg
エネルギー	404	kcal

ビビンバ
ごはん250g、ぜんまい40g、ほうれん草40g、
豆もやし40g

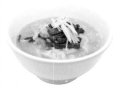

たんぱく質	8.7	g
脂質	3.4	g
糖質	93.1	g
ロイシン	748	mg
ビタミンD	0.0	μg
エネルギー	471	kcal

カルビクッパ
ごはん100g、牛バラ肉40g、卵25g

たんぱく質	11.3	g
脂質	19.1	g
糖質	38.6	g
ロイシン	1001	mg
ビタミンD	1.0	μg
エネルギー	386	kcal

とんカツ
豚ロース肉100g

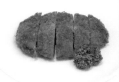

たんぱく質	20.2	g
脂質	32.5	g
糖質	15.2	g
ロイシン	1855	mg
ビタミンD	0.4	µg
エネルギー	437	kcal

ささみのチーズフライ
鶏ささみ40g、チーズ10g

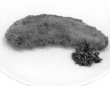

たんぱく質	11.2	g
脂質	8.3	g
糖質	6.0	g
ロイシン	1092	mg
ビタミンD	0.1	µg
エネルギー	146	kcal

チキンカツ
鶏もも肉100g

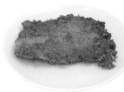

たんぱく質	20.0	g
脂質	27.5	g
糖質	12.2	g
ロイシン	1755	mg
ビタミンD	0.7	µg
エネルギー	379	kcal

メンチカツ
合いびき肉60g

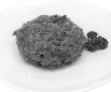

たんぱく質	11.8	g
脂質	21.6	g
糖質	10.1	g
ロイシン	1051	mg
ビタミンD	0.7	µg
エネルギー	285	kcal

白身魚のフライ
たら60g、タルタルソース15g

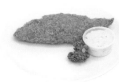

たんぱく質	10.5	g
脂質	13.6	g
糖質	7.8	g
ロイシン	952	mg
ビタミンD	0.9	µg
エネルギー	197	kcal

あじフライ
あじ70g

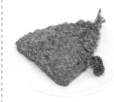

たんぱく質	13.2	g
脂質	18.1	g
糖質	8.2	g
ロイシン	1173	mg
ビタミンD	6.4	µg
エネルギー	250	kcal

えびフライ （3尾）
えび60g

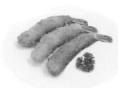

たんぱく質	10.4	g
脂質	8.3	g
糖質	7.5	g
ロイシン	894	mg
ビタミンD	0.2	µg
エネルギー	147	kcal

かきフライ （5個）
かき85g

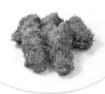

たんぱく質	6.8	g
脂質	29.7	g
糖質	15.5	g
ロイシン	552	mg
ビタミンD	0.4	µg
エネルギー	359	kcal

かにクリームコロッケ
かに缶（水煮）40g、牛乳125g

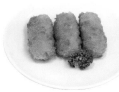

たんぱく質	12.0	g
脂質	29.6	g
糖質	27.0	g
ロイシン	1078	mg
ビタミンD	0.8	µg
エネルギー	426	kcal

いかリング
いか60g

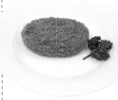

たんぱく質	9.7	g
脂質	9.6	g
糖質	11.0	g
ロイシン	859	mg
ビタミンD	0.3	µg
エネルギー	172	kcal

えびカツ
えび60g

たんぱく質	9.8	g
脂質	5.5	g
糖質	6.6	g
ロイシン	842	mg
ビタミンD	0.1	µg
エネルギー	117	kcal

コロッケ
じゃがいも50g、合いびき肉25g

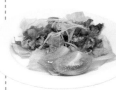

たんぱく質	5.8	g
脂質	14.4	g
糖質	10.0	g
ロイシン	499	mg
ビタミンD	0.5	µg
エネルギー	204	kcal

鶏のから揚げ
鶏もも肉90g

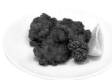

たんぱく質	15.5	g
脂質	13.0	g
糖質	4.0	g
ロイシン	1364	mg
ビタミンD	0.4	µg
エネルギー	198	kcal

ユーリンチー
鶏もも肉100g

たんぱく質	17.9	g
脂質	16.8	g
糖質	10.1	g
ロイシン	1571	mg
ビタミンD	0.4	µg
エネルギー	270	kcal

チキン南蛮
鶏もも肉80g、タルタルソース15g

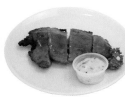

たんぱく質	15.4	g
脂質	27.1	g
糖質	8.0	g
ロイシン	1368	mg
ビタミンD	0.7	µg
エネルギー	353	kcal

サイコロステーキ
牛サーロイン肉80g

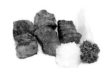

たんぱく質	11.4	g
脂質	22.8	g
糖質	4.9	g
ロイシン	1045	mg
ビタミンD	0.0	µg
エネルギー	274	kcal

ポークステーキ
豚ロース肉100g

たんぱく質	17.2	g
脂質	20.4	g
糖質	3.1	g
ロイシン	1601	mg
ビタミンD	0.1	µg
エネルギー	266	kcal

チキンソテー
鶏もも肉80g

たんぱく質	13.6	g
脂質	12.4	g
糖質	0.1	g
ロイシン	1200	mg
ビタミンD	0.3	µg
エネルギー	166	kcal

ポークピカタ
豚ロース肉90g、卵7g

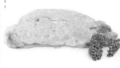

たんぱく質	16.5	g
脂質	21.7	g
糖質	5.1	g
ロイシン	1536	mg
ビタミンD	0.4	µg
エネルギー	283	kcal

タンドリーチキン
鶏もも肉80g

たんぱく質	14.8	g
脂質	11.8	g
糖質	4.0	g
ロイシン	1313	mg
ビタミンD	0.3	µg
エネルギー	185	kcal

ハンバーグ
合いびき肉100g

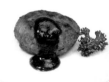

たんぱく質	18.0	g
脂質	29.8	g
糖質	18.2	g
ロイシン	1600	mg
ビタミンD	0.6	µg
エネルギー	417	kcal

ピーマンの肉詰め
合いびき肉40g、ピーマン40g

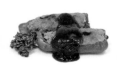

たんぱく質	7.6	g
脂質	13.9	g
糖質	12.6	g
ロイシン	664	mg
ビタミンD	0.3	µg
エネルギー	210	kcal

ポークチャップ
豚ロース肉90g、玉ねぎ30g、マッシュルーム10g

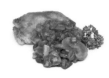

たんぱく質	16.3	g
脂質	20.6	g
糖質	11.7	g
ロイシン	1485	mg
ビタミンD	0.1	µg
エネルギー	305	kcal

ポークビーンズ

大豆（水煮）45g、豚もも肉25g、にんじん30g

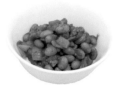

たんぱく質	11.4	g
脂質	7.9	g
糖質	13.3	g
ロイシン	957	mg
ビタミンD	0.0	µg
エネルギー	182	kcal

ビーフシチュー

牛肩肉60g、じゃがいも60g、にんじん25g

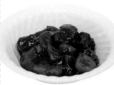

たんぱく質	12.7	g
脂質	13.0	g
糖質	13.2	g
ロイシン	97	mg
ビタミンD	0.1	µg
エネルギー	251	kcal

クリームシチュー

鶏もも肉40g、じゃがいも50g、牛乳60g

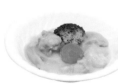

たんぱく質	13.3	g
脂質	13.9	g
糖質	18.5	g
ロイシン	1199	mg
ビタミンD	0.6	µg
エネルギー	268	kcal

鶏肉と野菜のトマト煮

鶏もも肉80g、じゃがいも60g、
トマトホール缶50g

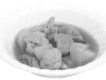

たんぱく質	16.1	g
脂質	15.5	g
糖質	13.7	g
ロイシン	1347	mg
ビタミンD	0.3	µg
エネルギー	286	kcal

白身魚のトマト煮

鯛70g、ホールトマト缶50g、じゃがいも60g

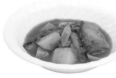

たんぱく質	15.2	g
脂質	11.9	g
糖質	19.4	g
ロイシン	1332	mg
ビタミンD	4.9	µg
エネルギー	272	kcal

ロールキャベツ

合いびき肉100g、キャベツ100g

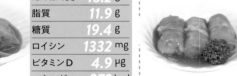

たんぱく質	19.9	g
脂質	23.9	g
糖質	28.2	g
ロイシン	1687	mg
ビタミンD	0.6	µg
エネルギー	418	kcal

ブイヤベース

たら60g、えび40g、はまぐり20g

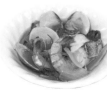

たんぱく質	16.3	g
脂質	3.7	g
糖質	9.8	g
ロイシン	1406	mg
ビタミンD	0.6	µg
エネルギー	157	kcal

餃子 (5個)
豚ひき肉20g、餃子の皮30g

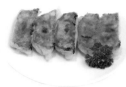

たんぱく質	5.9	g
脂質	9.4	g
糖質	19.8	g
ロイシン	489	mg
ビタミンD	0.1	μg
エネルギー	196	kcal

水餃子 (5個)
豚ひき肉20g、餃子の皮30g

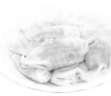

たんぱく質	5.9	g
脂質	5.3	g
糖質	19.6	g
ロイシン	492	mg
ビタミンD	0.1	μg
エネルギー	158	kcal

しゅうまい (2個)
豚ひき肉25g、しゅうまいの皮6g

たんぱく質	4.3	g
脂質	4.7	g
糖質	6.8	g
ロイシン	372	mg
ビタミンD	0.1	μg
エネルギー	88	kcal

春巻き
春巻きの皮19.5g、豚もも肉12g、えび12g

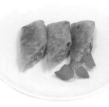

たんぱく質	5.8	g
脂質	13.4	g
糖質	16.8	g
ロイシン	377	mg
ビタミンD	0.1	μg
エネルギー	215	kcal

ホルモン炒め
豚もつ(ゆで)50g、キャベツ80g、にら20g

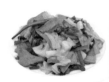

たんぱく質	6.4	g
脂質	13.8	g
糖質	10.0	g
ロイシン	576	mg
ビタミンD	0.3	μg
エネルギー	200	kcal

レバにら
牛レバー60g、にら20g、たけのこ20g

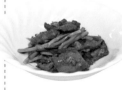

たんぱく質	11.7	g
脂質	4.9	g
糖質	8.9	g
ロイシン	1238	mg
ビタミンD	0.0	μg
エネルギー	134	kcal

豚キムチ
豚もも肉50g、白菜キムチ40g、もやし50g

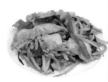

たんぱく質	10.3	g
脂質	13.6	g
糖質	4.8	g
ロイシン	861	mg
ビタミンD	0.1	μg
エネルギー	187	kcal

チンジャオロース
牛肩肉60g、ピーマン30g、たけのこ25g

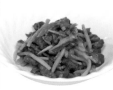

たんぱく質	12.3	g
脂質	21.6	g
糖質	11.3	g
ロイシン	169	mg
ビタミンD	0.3	μg
エネルギー	301	kcal

ホイコーロー

豚肩ロース肉50g、キャベツ50g、
青ピーマン20g、赤ピーマン20g

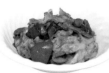

たんぱく質	9.6	g
脂質	19.5	g
糖質	11.8	g
ロイシン	814	mg
ビタミンD	0.1	μg
エネルギー	271	kcal

鶏とカシューナッツの炒め物

鶏むね肉60g、カシューナッツ30g、
ピーマン20g

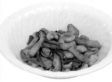

たんぱく質	17.7	g
脂質	23.6	g
糖質	19.2	g
ロイシン	1569	mg
ビタミンD	0.1	μg
エネルギー	380	kcal

えびチリ

えび120g

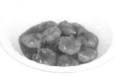

たんぱく質	18.9	g
脂質	6.0	g
糖質	10.4	g
ロイシン	1611	mg
ビタミンD	0.0	μg
エネルギー	180	kcal

麻婆豆腐

木綿豆腐200g、豚ひき肉50g

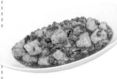

たんぱく質	23.4	g
脂質	27.5	g
糖質	9.1	g
ロイシン	2081	mg
ビタミンD	0.2	μg
エネルギー	392	kcal

麻婆なす

なす80g、豚ひき肉40g

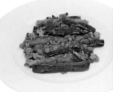

たんぱく質	7.7	g
脂質	11.4	g
糖質	5.1	g
ロイシン	675	mg
ビタミンD	0.2	μg
エネルギー	162	kcal

麻婆春雨

豚ひき肉50g、春雨（乾燥）10g

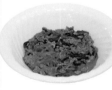

たんぱく質	8.8	g
脂質	12.3	g
糖質	10.8	g
ロイシン	777	mg
ビタミンD	0.2	μg
エネルギー	195	kcal

八宝菜

豚バラ肉30g、いか25g、えび20g

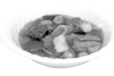

たんぱく質	12.6	g
脂質	21.1	g
糖質	16.0	g
ロイシン	1094	mg
ビタミンD	0.9	μg
エネルギー	314	kcal

肉団子と春雨の中華煮

豚ひき肉65g、春雨（乾燥）4g、玉ねぎ20g

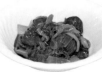

たんぱく質	13.8	g
脂質	14.1	g
糖質	11.4	g
ロイシン	1186	mg
ビタミンD	0.8	μg
エネルギー	233	kcal

えびマヨ

えび60g

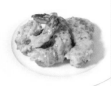

たんぱく質	9.8	g
脂質	21.9	g
糖質	4.2	g
ロイシン	839	mg
ビタミンD	0.2	μg
エネルギー	255	kcal

卵とえびのマヨネーズ炒め

卵50g、えび50g、ブロッコリー50g

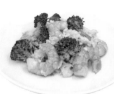

たんぱく質	15.3	g
脂質	11.4	g
糖質	4.8	g
ロイシン	1352	mg
ビタミンD	2.0	μg
エネルギー	188	kcal

かに玉

卵80g、かに30g、グリーンピース5g

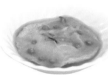

たんぱく質	14.3	g
脂質	22.1	g
糖質	12.3	g
ロイシン	1280	mg
ビタミンD	3.1	μg
エネルギー	310	kcal

きくらげと卵炒め

卵50g、きくらげ（乾燥）1.5g、桜えび（乾燥）3g

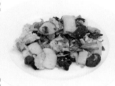

たんぱく質	8.3	g
脂質	12.1	g
糖質	4.3	g
ロイシン	728	mg
ビタミンD	3.2	μg
エネルギー	168	kcal

卵とにらの炒め物

卵35g、にら25g

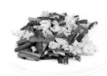

たんぱく質	4.5	g
脂質	7.9	g
糖質	2.0	g
ロイシン	424	mg
ビタミンD	1.3	μg
エネルギー	99	kcal

ブロッコリーとえびの炒め物

ブロッコリー100g、えび60g

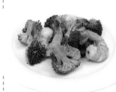

たんぱく質	12.9	g
脂質	7.7	g
糖質	4.7	g
ロイシン	1050	mg
ビタミンD	0.0	μg
エネルギー	150	kcal

酢豚

豚もも肉65g、玉ねぎ40g、にんじん20g

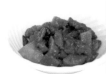

たんぱく質	13.4	g
脂質	13.2	g
糖質	41.2	g
ロイシン	1196	mg
ビタミンD	0.4	μg
エネルギー	348	kcal

肉団子の甘酢あん

豚ひき肉100g、玉ねぎ20g

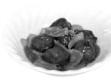

たんぱく質	19.3	g
脂質	21.0	g
糖質	24.8	g
ロイシン	1695	mg
ビタミンD	1.2	μg
エネルギー	369	kcal

鶏の照り焼き
鶏もも肉80g

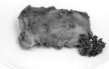

たんぱく質	14.0	g
脂質	12.6	g
糖質	3.3	g
ロイシン	1236	mg
ビタミンD	0.3	µg
エネルギー	186	kcal

野菜炒め
豚ロース肉90g、野菜125g

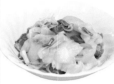

たんぱく質	16.7	g
脂質	25.3	g
糖質	8.1	g
ロイシン	1520	mg
ビタミンD	0.1	µg
エネルギー	333	kcal

豚のしょうが焼き
豚ロース肉90g

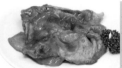

たんぱく質	16.1	g
脂質	18.4	g
糖質	6.6	g
ロイシン	1494	mg
ビタミンD	0.1	µg
エネルギー	262	kcal

豚冷しゃぶの酢みそかけ
豚ロース肉50g、キャベツ40g、きゅうり30g

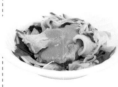

たんぱく質	11.1	g
脂質	9.9	g
糖質	17.0	g
ロイシン	1014	mg
ビタミンD	0.1	µg
エネルギー	208	kcal

豚の角煮
豚バラ肉100g

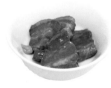

たんぱく質	13.4	g
脂質	35.0	g
糖質	8.6	g
ロイシン	1153	mg
ビタミンD	0.5	µg
エネルギー	415	kcal

肉じゃが
牛肩肉50g、じゃがいも80g、しらたき30g

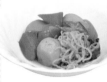

たんぱく質	11.0	g
脂質	12.9	g
糖質	23.4	g
ロイシン	161	mg
ビタミンD	0.0	µg
エネルギー	274	kcal

牛肉の柳川風
牛肩肉60g、卵50g、ごぼう40g

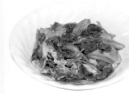

たんぱく質	17.3	g
脂質	16.7	g
糖質	13.0	g
ロイシン	626	mg
ビタミンD	1.9	µg
エネルギー	279	kcal

筑前煮
鶏もも肉50g、たけのこ20g、しいたけ30g

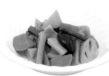

たんぱく質	11.3 g
脂質	11.6 g
糖質	16.0 g
ロイシン	951 mg
ビタミンD	0.3 μg
エネルギー	232 kcal

肉豆腐
木綿豆腐100g、牛肩ロース肉50g、春菊25g

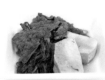

たんぱく質	14.9 g
脂質	17.8 g
糖質	9.3 g
ロイシン	1366 mg
ビタミンD	0.1 μg
エネルギー	270 kcal

もつ煮込み
豚もつ（ゆで)50g、こんにゃく50g

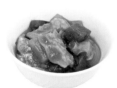

たんぱく質	7.4 g
脂質	7.3 g
糖質	21.8 g
ロイシン	650 mg
ビタミンD	0.3 μg
エネルギー	196 kcal

牛すじの煮込み
牛すじ（ゆで)60g、こんにゃく40g

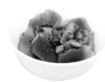

たんぱく質	18.4 g
脂質	2.8 g
糖質	7.4 g
ロイシン	814 mg
ビタミンD	0.0 μg
エネルギー	144 kcal

鶏レバー煮
鶏レバー70g

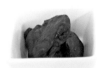

たんぱく質	12.7 g
脂質	1.3 g
糖質	27.7 g
ロイシン	1317 mg
ビタミンD	0.1 μg
エネルギー	176 kcal

豆腐ハンバーグ
木綿豆腐50g、鶏ひき肉50g

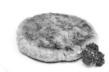

たんぱく質	14.9 g
脂質	18.5 g
糖質	19.0 g
ロイシン	1308 mg
ビタミンD	0.5 μg
エネルギー	310 kcal

とり天
鶏もも肉90g

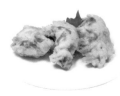

たんぱく質	16.3 g
脂質	23.8 g
糖質	6.7 g
ロイシン	1438 mg
ビタミンD	0.5 μg
エネルギー	311 kcal

なすのひき肉はさみ揚げ
なす60g、豚ひき肉45g

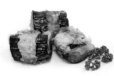

たんぱく質	10.5 g
脂質	25.1 g
糖質	13.4 g
ロイシン	926 mg
ビタミンD	0.8 μg
エネルギー	326 kcal

ぶりの照り焼き
ぶり70g

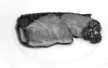

たんぱく質	13.5	g
脂質	11.2	g
糖質	9.2	g
ロイシン	1237	mg
ビタミンD	5.6	μg
エネルギー	194	kcal

さわらのみそ焼き
さわら70g

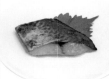

たんぱく質	13.4	g
脂質	6.2	g
糖質	5.6	g
ロイシン	1198	mg
ビタミンD	4.9	μg
エネルギー	133	kcal

うなぎの蒲焼き
うなぎ80g

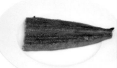

たんぱく質	15.8	g
脂質	15.5	g
糖質	9.4	g
ロイシン	1234	mg
ビタミンD	15.2	μg
エネルギー	242	kcal

鮭のちゃんちゃん焼き
鮭60g、キャベツ50g、ぶなしめじ40g

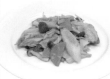

たんぱく質	14.4	g
脂質	16.0	g
糖質	16.8	g
ロイシン	1277	mg
ビタミンD	19.5	μg
エネルギー	286	kcal

鮭のゆうあん焼き
鮭60g

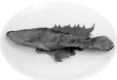

たんぱく質	11.6	g
脂質	2.2	g
糖質	3.6	g
ロイシン	1041	mg
ビタミンD	19.2	μg
エネルギー	84	kcal

たらのホイル焼き
たら70g

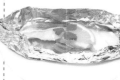

たんぱく質	10.2	g
脂質	1.6	g
糖質	5.4	g
ロイシン	923	mg
ビタミンD	0.7	μg
エネルギー	98	kcal

いわしの蒲焼き
いわし40g

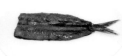

たんぱく質	7.1	g
脂質	6.3	g
糖質	7.2	g
ロイシン	643	mg
ビタミンD	12.8	μg
エネルギー	117	kcal

白身魚の甘酢あん
たら70g、にんじん10g、グリーンピース3g

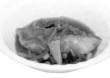

たんぱく質	11.4	g
脂質	5.8	g
糖質	27.6	g
ロイシン	1000	mg
ビタミンD	0.9	μg
エネルギー	215	kcal

かれいの煮つけ
かれい100g

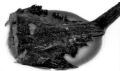

たんぱく質	18.3	g
脂質	1.0	g
糖質	9.4	g
ロイシン	1744	mg
ビタミンD	13.0	µg
エネルギー	129	kcal

ぶり大根
ぶり60g、大根80g

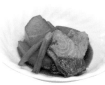

たんぱく質	12.2	g
脂質	7.9	g
糖質	14.4	g
ロイシン	1104	mg
ビタミンD	4.8	µg
エネルギー	186	kcal

さばのみそ煮
さば80g

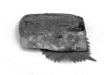

たんぱく質	15.0	g
脂質	10.6	g
糖質	11.6	g
ロイシン	1350	mg
ビタミンD	4.1	µg
エネルギー	213	kcal

いわしのしょうが煮
いわし60g

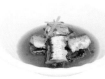

たんぱく質	10.6	g
脂質	4.4	g
糖質	9.9	g
ロイシン	971	mg
ビタミンD	19.2	µg
エネルギー	130	kcal

大根といかの煮つけ
大根50g、いか40g

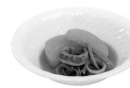

たんぱく質	6.2	g
脂質	0.1	g
糖質	7.9	g
ロイシン	542	mg
ビタミンD	0.1	µg
エネルギー	63	kcal

かれいのから揚げ
かれい50g

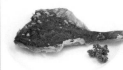

たんぱく質	9.1	g
脂質	3.9	g
糖質	2.7	g
ロイシン	862	mg
ビタミンD	6.5	µg
エネルギー	82	kcal

さんまの竜田揚げ
さんま70g

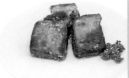

たんぱく質	11.7	g
脂質	19.3	g
糖質	9.3	g
ロイシン	1073	mg
ビタミンD	11.2	µg
エネルギー	267	kcal

あじの南蛮漬け
あじ60g、玉ねぎ20g、にんじん10g

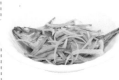

たんぱく質	10.7	g
脂質	5.6	g
糖質	9.0	g
ロイシン	944	mg
ビタミンD	5.3	µg
エネルギー	141	kcal

天ぷら盛り合わせ
えび20g、きす20g、いか20g、野菜90g

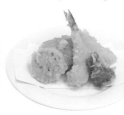

たんぱく質	12.5	g
脂質	24.8	g
糖質	28.2	g
ロイシン	1086	mg
ビタミンD	0.6	µg
エネルギー	393	kcal

たこのから揚げ
たこ100g

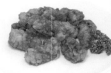

たんぱく質	15.9	g
脂質	7.0	g
糖質	18.8	g
ロイシン	1439	mg
ビタミンD	0.0	µg
エネルギー	210	kcal

ゴーヤチャンプルー
ゴーヤ30g、豚もも肉20g、木綿豆腐100g

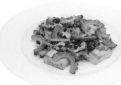

たんぱく質	13.7	g
脂質	20.0	g
糖質	4.4	g
ロイシン	1264	mg
ビタミンD	1.0	µg
エネルギー	260	kcal

野菜と厚揚げのみそ炒め
豚もも肉30g、厚揚げ40g、キャベツ60g

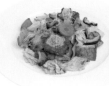

たんぱく質	11.2	g
脂質	16.3	g
糖質	10.4	g
ロイシン	1006	mg
ビタミンD	0.1	µg
エネルギー	248	kcal

豆腐ステーキ（おろしソース）
木綿豆腐150g、大根50g

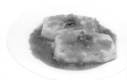

たんぱく質	11.4	g
脂質	11.2	g
糖質	13.1	g
ロイシン	1011	mg
ビタミンD	0.0	µg
エネルギー	213	kcal

揚げだし豆腐
木綿豆腐100g、大根20g

たんぱく質	7.3	g
脂質	10.3	g
糖質	9.0	g
ロイシン	651	mg
ビタミンD	0.0	µg
エネルギー	167	kcal

豆腐田楽
木綿豆腐100g

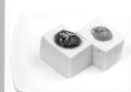

たんぱく質	7.6	g
脂質	5.2	g
糖質	4.3	g
ロイシン	682	mg
ビタミンD	0.0	µg
エネルギー	100	kcal

しゃぶしゃぶ

牛リブロース肉105g、木綿豆腐70g、
野菜175g

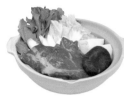

たんぱく質	20.3	g
脂質	36.2	g
糖質	11.0	g
ロイシン	1822	mg
ビタミンD	0.1	µg
エネルギー	460	kcal

水炊き

鶏もも肉80g、木綿豆腐80g、野菜175g

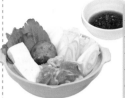

たんぱく質	22.4	g
脂質	14.5	g
糖質	19.6	g
ロイシン	1827	mg
ビタミンD	0.4	µg
エネルギー	314	kcal

ちゃんこ鍋

鶏もも肉40g、鶏ひき肉60g、えび20g、
木綿豆腐35g、油揚げ10g

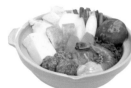

たんぱく質	26.1	g
脂質	17.0	g
糖質	16.5	g
ロイシン	2274	mg
ビタミンD	0.4	µg
エネルギー	360	kcal

キムチ鍋

豚もも肉60g、木綿豆腐80g、野菜140g、
白菜キムチ50g

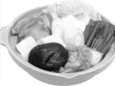

たんぱく質	19.9	g
脂質	12.3	g
糖質	12.6	g
ロイシン	1631	mg
ビタミンD	0.1	µg
エネルギー	254	kcal

寄せ鍋

鶏もも肉40g、たら40g、えび20g、野菜190g

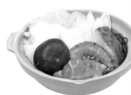

たんぱく質	20.9	g
脂質	7.3	g
糖質	14.2	g
ロイシン	1815	mg
ビタミンD	0.6	µg
エネルギー	235	kcal

石狩鍋

鮭120g、野菜230g

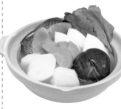

たんぱく質	30.7	g
脂質	6.8	g
糖質	30.6	g
ロイシン	2719	mg
ビタミンD	38.5	µg
エネルギー	341	kcal

たらちり

たら60g、木綿豆腐60g、野菜200g

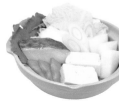

たんぱく質	14.2	g
脂質	2.8	g
糖質	9.5	g
ロイシン	1255	mg
ビタミンD	0.6	µg
エネルギー	129	kcal

豆乳鍋

木綿豆腐105g、豚もも肉60g、豆乳72g、
野菜145g

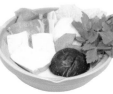

たんぱく質	21.1	g
脂質	12.9	g
糖質	10.3	g
ロイシン	1914	mg
ビタミンD	0.1	µg
エネルギー	261	kcal

さつまあげ
60g

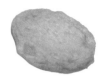

たんぱく質	6.3	g
脂質	1.3	g
糖質	8.4	g
ロイシン	583	mg
ビタミンD	0.5	µg
エネルギー	77	kcal

はんぺん
100g

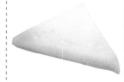

たんぱく質	10.4	g
脂質	0.9	g
糖質	13.5	g
ロイシン	31	mg
ビタミンD	Tr	µg
エネルギー	105	kcal

ちくわ
50g

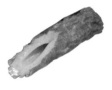

たんぱく質	6.4	g
脂質	0.2	g
糖質	7.0	g
ロイシン	616	mg
ビタミンD	0.5	µg
エネルギー	59	kcal

ごぼう天
さつま揚げ70g、ごぼう10g

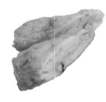

たんぱく質	7.5	g
脂質	1.6	g
糖質	11.1	g
ロイシン	688	mg
ビタミンD	0.6	µg
エネルギー	97	kcal

つみれ
100g

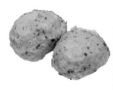

たんぱく質	12.5	g
脂質	2.6	g
糖質	10.2	g
ロイシン	31	mg
ビタミンD	5.0	µg
エネルギー	116	kcal

牛すじ
牛すじ(ゆで)40g

たんぱく質	11.7	g
脂質	1.9	g
糖質	0.8	g
ロイシン	488	mg
ビタミンD	0.0	µg
エネルギー	67	kcal

つくね
鶏ひき肉75g

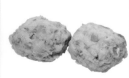

たんぱく質	13.2	g
脂質	9.4	g
糖質	8.5	g
ロイシン	1164	mg
ビタミンD	0.5	µg
エネルギー	182	kcal

ロールキャベツ
合いびき肉35g、キャベツ35g

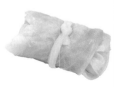

たんぱく質	6.6	g
脂質	7.1	g
糖質	7.3	g
ロイシン	568	mg
ビタミンD	0.2	µg
エネルギー	124	kcal

目玉焼き
卵50g

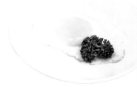

たんぱく質	**5.7**	g
脂質	**6.6**	g
糖質	**1.8**	g
ロイシン	**550**	mg
ビタミンD	**1.9**	µg
エネルギー	**89**	kcal

ハムエッグ
卵50g、ハム20g

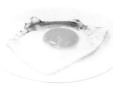

たんぱく質	**8.9**	g
脂質	**9.3**	g
糖質	**3.0**	g
ロイシン	**850**	mg
ビタミンD	**1.9**	µg
エネルギー	**131**	kcal

巣ごもり卵
卵50g、キャベツ50g

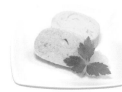

たんぱく質	**6.1**	g
脂質	**6.6**	g
糖質	**3.7**	g
ロイシン	**573**	mg
ビタミンD	**1.9**	µg
エネルギー	**100**	kcal

温泉卵（タレあり）
卵50g

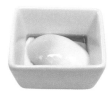

たんぱく質	**5.7**	g
脂質	**4.7**	g
糖質	**2.1**	g
ロイシン	**554**	mg
ビタミンD	**1.9**	µg
エネルギー	**73**	kcal

だし巻き卵
卵50g

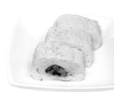

たんぱく質	**5.9**	g
脂質	**6.6**	g
糖質	**8.8**	g
ロイシン	**569**	mg
ビタミンD	**1.9**	µg
エネルギー	**119**	kcal

厚焼き卵
卵60g

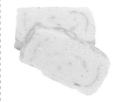

たんぱく質	**5.6**	g
脂質	**4.9**	g
糖質	**5.3**	g
ロイシン	**—**	mg
ビタミンD	**1.3**	µg
エネルギー	**88**	kcal

う巻き
卵75g、うなぎの蒲焼き15g

たんぱく質	**11.4**	g
脂質	**10.9**	g
糖質	**8.9**	g
ロイシン	**1053**	mg
ビタミンD	**5.7**	µg
エネルギー	**178**	kcal

炒り卵
卵50g

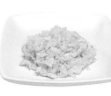

たんぱく質	**5.7**	g
脂質	**9.5**	g
糖質	**3.8**	g
ロイシン	**550**	mg
ビタミンD	**1.9**	µg
エネルギー	**123**	kcal

＊「Tr」とは微量、「-」とは未測定を示しています。

スクランブルエッグ
卵50g

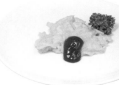

たんぱく質	6.0	g
脂質	8.8	g
糖質	4.1	g
ロイシン	579	mg
ビタミンD	1.9	μg
エネルギー	120	kcal

プレーンオムレツ
卵50g

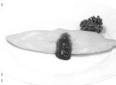

たんぱく質	6.0	g
脂質	6.4	g
糖質	4.0	g
ロイシン	577	mg
ビタミンD	1.9	μg
エネルギー	97	kcal

スペイン風オムレツ
卵50g、じゃがいも30g、玉ねぎ20g

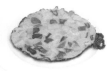

たんぱく質	6.6	g
脂質	10.0	g
糖質	7.0	g
ロイシン	615	mg
ビタミンD	1.9	μg
エネルギー	151	kcal

ミートオムレツ
卵50g、牛ひき肉50g、玉ねぎ20g

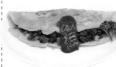

たんぱく質	13.7	g
脂質	19.0	g
糖質	11.4	g
ロイシン	1275	mg
ビタミンD	2.0	μg
エネルギー	274	kcal

ポーチドエッグ
卵50g

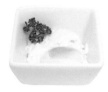

たんぱく質	5.7	g
脂質	4.7	g
糖質	1.7	g
ロイシン	550	mg
ビタミンD	1.9	μg
エネルギー	71	kcal

卵豆腐
120g

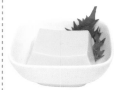

たんぱく質	7.1	g
脂質	5.4	g
糖質	4.0	g
ロイシン	12	mg
ビタミンD	0.7	μg
エネルギー	93	kcal

茶碗蒸し
鶏むね肉15g、えび10g、卵30g

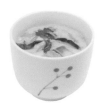

たんぱく質	8.4	g
脂質	3.7	g
糖質	4.3	g
ロイシン	764	mg
ビタミンD	1.2	μg
エネルギー	85	kcal

卵入り巾着
卵50g、油揚げ15g

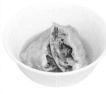

たんぱく質	10.0	g
脂質	9.4	g
糖質	5.2	g
ロイシン	932	mg
ビタミンD	2.0	μg
エネルギー	151	kcal

カルパッチョ
鯛60g

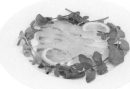

たんぱく質	11.4	g
脂質	5.5	g
糖質	2.3	g
ロイシン	1050	mg
ビタミンD	2.7	μg
エネルギー	105	kcal

サーモンマリネ
鮭55g、玉ねぎ35g、きゅうり15g

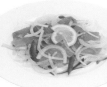

たんぱく質	10.2	g
脂質	11.0	g
糖質	5.1	g
ロイシン	898	mg
ビタミンD	3.9	μg
エネルギー	162	kcal

まぐろの山かけ
まぐろ60g、長いも50g

たんぱく質	14.3	g
脂質	1.1	g
糖質	9.4	g
ロイシン	1279	mg
ビタミンD	2.2	μg
エネルギー	107	kcal

あさりの酒蒸し
あさり100g

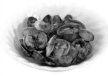

たんぱく質	4.5	g
脂質	0.2	g
糖質	2.8	g
ロイシン	365	mg
ビタミンD	0.1	μg
エネルギー	38	kcal

冷や奴
絹ごし豆腐100g

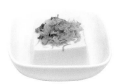

たんぱく質	5.7	g
脂質	3.2	g
糖質	1.1	g
ロイシン	504	mg
ビタミンD	0.0	μg
エネルギー	58	kcal

湯豆腐
絹ごし豆腐100g、しめじ10g

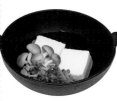

たんぱく質	5.5	g
脂質	3.2	g
糖質	1.3	g
ロイシン	492	mg
ビタミンD	0.1	μg
エネルギー	60	kcal

卯の花
おから35g、にんじん20g、ごぼう15g

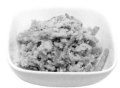

たんぱく質	2.7	g
脂質	2.9	g
糖質	10.8	g
ロイシン	226	mg
ビタミンD	0.0	μg
エネルギー	92	kcal

がんもの含め煮
がんもどき75g、にんじん20g

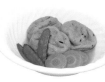

たんぱく質	12.4	g
脂質	12.6	g
糖質	9.1	g
ロイシン	1124	mg
ビタミンD	0.0	μg
エネルギー	211	kcal

大豆五目煮
大豆（水煮）45g、にんじん20g、ごぼう15g

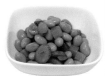

たんぱく質	6.6	g
脂質	2.9	g
糖質	10.1	g
ロイシン	565	mg
ビタミンD	0.0	μg
エネルギー	104	kcal

黒豆煮
30g

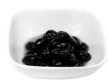

たんぱく質	4.0	g
脂質	2.7	g
糖質	9.0	g
ロイシン	360	mg
ビタミンD	0.0	μg
エネルギー	80	kcal

金時煮豆
いんげん豆（乾燥）20g

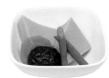

たんぱく質	3.2	g
脂質	0.3	g
糖質	13.8	g
ロイシン	306	mg
ビタミンD	0.0	μg
エネルギー	78	kcal

炒り豆腐
木綿豆腐75g、卵20g、にんじん20g

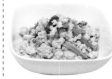

たんぱく質	7.9	g
脂質	7.7	g
糖質	4.5	g
ロイシン	724	mg
ビタミンD	0.8	μg
エネルギー	129	kcal

高野豆腐の含め煮
高野豆腐（乾燥）15g、にんじん20g、しいたけ20g

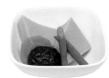

たんぱく質	8.4	g
脂質	4.9	g
糖質	9.3	g
ロイシン	736	mg
ビタミンD	0.1	μg
エネルギー	119	kcal

高野豆腐の卵とじ
高野豆腐（乾燥）15g、卵25g、ほうれん草15g

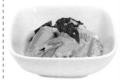

たんぱく質	11.1	g
脂質	7.2	g
糖質	5.5	g
ロイシン	1015	mg
ビタミンD	0.9	μg
エネルギー	135	kcal

厚揚げのそぼろ煮
厚揚げ60g、鶏ひき肉20g

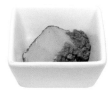

たんぱく質	10.0	g
脂質	9.0	g
糖質	12.4	g
ロイシン	881	mg
ビタミンD	0.0	μg
エネルギー	187	kcal

厚揚げ煮
厚揚げ60g

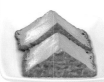

たんぱく質	6.9	g
脂質	6.4	g
糖質	9.5	g
ロイシン	610	mg
ビタミンD	0.0	μg
エネルギー	137	kcal

しらすおろし

大根80g、しらす干し5g

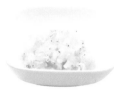

たんぱく質	1.9	g
脂質	0.1	g
糖質	2.7	g
ロイシン	169	mg
ビタミンD	3.0	µg
エネルギー	21	kcal

野菜のチーズ焼き

なす30g、トマト50g、プロセスチーズ20g、
パルメザンチーズ2g

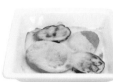

たんぱく質	5.6	g
脂質	6.1	g
糖質	2.8	g
ロイシン	575	mg
ビタミンD	0.0	µg
エネルギー	93	kcal

にんじんしりしり

にんじん50g、卵12.5g

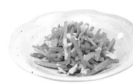

たんぱく質	1.7	g
脂質	4.2	g
糖質	3.5	g
ロイシン	156	mg
ビタミンD	0.5	µg
エネルギー	61	kcal

生春巻き

ライスペーパー25g、えび20g、鶏ささみ45g

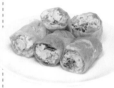

たんぱく質	12.8	g
脂質	0.4	g
糖質	26.4	g
ロイシン	1183	mg
ビタミンD	0.0	µg
エネルギー	165	kcal

豆腐サラダ

絹ごし豆腐100g、トマト40g、レタス30g

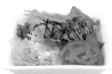

たんぱく質	6.0	g
脂質	3.3	g
糖質	3.1	g
ロイシン	523	mg
ビタミンD	0.0	µg
エネルギー	70	kcal

おからサラダ

おから35g、ハム10g、きゅうり20g

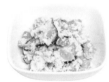

たんぱく質	3.9	g
脂質	11.3	g
糖質	2.8	g
ロイシン	358	mg
ビタミンD	0.1	µg
エネルギー	138	kcal

ビーンズサラダ

ひよこ豆30g、いんげん豆10g、
グリーンピース15g

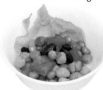

たんぱく質	4.2	g
脂質	0.7	g
糖質	10.3	g
ロイシン	367	mg
ビタミンD	0.0	µg
エネルギー	79	kcal

ヨーグルトサラダ

きゅうり30g、トマト30g、ヨーグルト8g

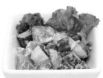

たんぱく質	0.8	g
脂質	3.4	g
糖質	2.4	g
ロイシン	65	mg
ビタミンD	0.0	µg
エネルギー	46	kcal

アスパラとにんじんの白和え

木綿豆腐50g、グリーンアスパラガス30g、
にんじん25g

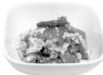

たんぱく質	4.6	g
脂質	3.9	g
糖質	4.0	g
ロイシン	400	mg
ビタミンD	0.0	μg
エネルギー	74	kcal

きゅうりとたこの酢の物

きゅうり50g、たこ15g

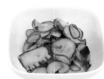

たんぱく質	3.0	g
脂質	0.3	g
糖質	3.1	g
ロイシン	262	mg
ビタミンD	0.0	μg
エネルギー	30	kcal

うざく

うなぎの蒲焼き20g、卵6g、きゅうり40g

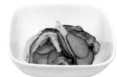

たんぱく質	5.0	g
脂質	4.5	g
糖質	3.7	g
ロイシン	400	mg
ビタミンD	4.0	μg
エネルギー	78	kcal

ほうれん草の卵とじ

ほうれん草50g、卵25g

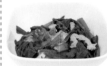

たんぱく質	4.0	g
脂質	2.4	g
糖質	4.6	g
ロイシン	371	mg
ビタミンD	0.9	μg
エネルギー	63	kcal

小松菜と油揚げの煮浸し

小松菜80g、油揚げ15g

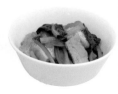

たんぱく質	5.0	g
脂質	4.8	g
糖質	4.6	g
ロイシン	455	mg
ビタミンD	0.0	μg
エネルギー	91	kcal

鶏と水菜のさっと煮

水菜50g、鶏ささみ30g

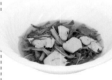

たんぱく質	7.4	g
脂質	0.2	g
糖質	5.8	g
ロイシン	699	mg
ビタミンD	0.0	μg
エネルギー	65	kcal

じゃがいものそぼろ煮

じゃがいも100g、鶏ひき肉20g

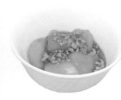

たんぱく質	4.6	g
脂質	2.2	g
糖質	11.6	g
ロイシン	373	mg
ビタミンD	0.0	μg
エネルギー	111	kcal

ジャーマンポテト

じゃがいも100g、ベーコン15g

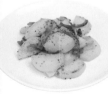

たんぱく質	3.4	g
脂質	6.2	g
糖質	9.2	g
ロイシン	272	mg
ビタミンD	Tr	μg
エネルギー	129	kcal

豆腐のみそ汁
絹ごし豆腐25g、カットわかめ（乾燥）0.3g

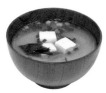

たんぱく質	2.6	g
脂質	1.5	g
糖質	2.1	g
ロイシン	221	mg
ビタミンD	0.0	µg
エネルギー	34	kcal

あさりのみそ汁
あさり（可食部）20g

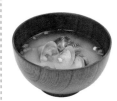

たんぱく質	2.1	g
脂質	0.8	g
糖質	2.3	g
ロイシン	172	mg
ビタミンD	0.0	µg
エネルギー	25	kcal

しじみのみそ汁
しじみ（可食部）3g

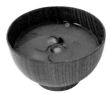

たんぱく質	1.4	g
脂質	0.7	g
糖質	2.1	g
ロイシン	114	mg
ビタミンD	0.0	µg
エネルギー	21	kcal

豚汁
豚もも肉20g、大根20g、ごぼう10g

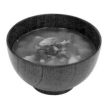

たんぱく質	6.4	g
脂質	3.3	g
糖質	6.1	g
ロイシン	568	mg
ビタミンD	0.0	µg
エネルギー	84	kcal

鯛の潮汁
鯛25g、三つ葉1.2g

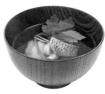

たんぱく質	4.9	g
脂質	2.0	g
糖質	1.8	g
ロイシン	441	mg
ビタミンD	1.8	µg
エネルギー	44	kcal

かき玉汁
卵25g、三つ葉1.5g

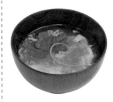

たんぱく質	3.2	g
脂質	2.3	g
糖質	2.8	g
ロイシン	291	mg
ビタミンD	0.9	µg
エネルギー	45	kcal

つみれ汁
つみれ50g

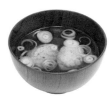

たんぱく質	6.4	g
脂質	1.3	g
糖質	4.9	g
ロイシン	16	mg
ビタミンD	2.5	µg
エネルギー	57	kcal

けんちん汁
木綿豆腐40g、豚バラ肉20g、大根15g

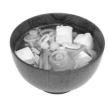

たんぱく質	5.8	g
脂質	9.4	g
糖質	2.8	g
ロイシン	485	mg
ビタミンD	0.1	µg
エネルギー	121	kcal

＊「Tr」とは微量を示しています。

コーンスープ
クリームコーン缶50g、牛乳150g

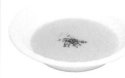

たんぱく質	5.3	g
脂質	5.5	g
糖質	15.5	g
ロイシン	571	mg
ビタミンD	0.5	µg
エネルギー	135	kcal

かぼちゃのポタージュ
かぼちゃ50g、牛乳55g

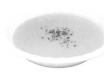

たんぱく質	2.9	g
脂質	8.4	g
糖質	12.6	g
ロイシン	266	mg
ビタミンD	0.2	µg
エネルギー	142	kcal

ミネストローネ
ホールトマト缶60g、じゃがいも20g、
にんじん20g

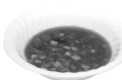

たんぱく質	3.0	g
脂質	2.7	g
糖質	13.4	g
ロイシン	205	mg
ビタミンD	Tr	µg
エネルギー	100	kcal

クラムチャウダー
あさり30g、じゃがいも35g、牛乳75g

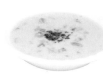

たんぱく質	5.9	g
脂質	9.0	g
糖質	12.2	g
ロイシン	526	mg
ビタミンD	0.3	µg
エネルギー	164	kcal

中華風コーンスープ
クリームコーン缶60g、卵白20g

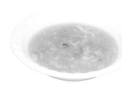

たんぱく質	3.8	g
脂質	0.3	g
糖質	11.5	g
ロイシン	307	mg
ビタミンD	0.0	µg
エネルギー	66	kcal

中華スープ
豚ひき肉20g、しいたけ15g

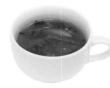

たんぱく質	4.4	g
脂質	4.6	g
糖質	0.8	g
ロイシン	363	mg
ビタミンD	0.1	µg
エネルギー	65	kcal

肉団子のスープ
豚ひき肉30g、白菜20g、春雨(乾燥)4g

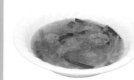

たんぱく質	7.1	g
脂質	7.2	g
糖質	6.0	g
ロイシン	609	mg
ビタミンD	0.4	µg
エネルギー	119	kcal

キムチチゲ
豚肩ロース肉80g、ソフト豆腐50g、
白菜キムチ60g

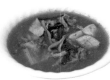

たんぱく質	18.7	g
脂質	18.2	g
糖質	11.4	g
ロイシン	1468	mg
ビタミンD	0.2	µg
エネルギー	293	kcal

チーズケーキ
100g

たんぱく質	7.9	g
脂質	19.3	g
糖質	23.0	g
ロイシン	800	mg
ビタミンD	1.2	µg
エネルギー	299	kcal

レアチーズケーキ
100g

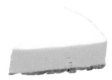

たんぱく質	5.3	g
脂質	25.2	g
糖質	24.6	g
ロイシン	480	mg
ビタミンD	0.2	µg
エネルギー	349	kcal

シュークリーム
100g

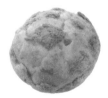

たんぱく質	5.5	g
脂質	10.4	g
糖質	23.8	g
ロイシン	510	mg
ビタミンD	2.1	µg
エネルギー	211	kcal

パウンドケーキ
55g

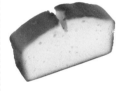

たんぱく質	2.9	g
脂質	12.8	g
糖質	26.1	g
ロイシン	264	mg
ビタミンD	0.7	µg
エネルギー	232	kcal

おはぎ
70g

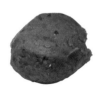

たんぱく質	2.7	g
脂質	0.3	g
糖質	32.1	g
ロイシン	261	mg
ビタミンD	0.0	µg
エネルギー	147	kcal

チーズまんじゅう
50g

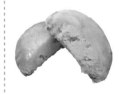

たんぱく質	3.1	g
脂質	11.7	g
糖質	20.9	g
ロイシン	291	mg
ビタミンD	0.3	µg
エネルギー	203	kcal

フルーツみつ豆
205g

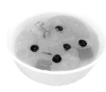

たんぱく質	0.6	g
脂質	0.1	g
糖質	29.9	g
ロイシン	37	mg
ビタミンD	0.0	µg
エネルギー	123	kcal

フルーツヨーグルト
175g

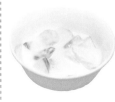

たんぱく質	4.3	g
脂質	0.2	g
糖質	23.4	g
ロイシン	433	mg
ビタミンD	Tr	µg
エネルギー	118	kcal

＊「Tr」とは微量を示しています。

食品100g中のたんぱく質&脂質量等成分表

＊「日本食品標準成分表（八訂）増補2023年」をもとに算出

分類		食品名	たんぱく質(g)	脂質(g)	糖質(g)	ロイシン(mg)	ビタミンD(μg)	エネルギー(kcal)
肉類	牛肉	牛肩肉(脂身つき、生)	17.1	18.0	2.1	—	0.0	231
		牛肩肉(赤身、生)	17.4	5.7	3.4	1700	0.0	138
		牛肩ロース肉(脂身つき、生)	13.7	24.7	4.4	1300	0.1	295
		牛肩ロース肉(赤身、生)	16.1	12.7	4.4	1500	0.1	196
		牛リブロース肉(脂身つき、生)	12.5	35.0	3.9	1100	0.1	380
		牛リブロース肉(赤身、生)	16.2	16.4	4.3	1500	0.2	230
		牛サーロイン肉(脂身つき、生)	14.0	26.7	4.1	1300	0.0	313
		牛サーロイン肉(赤身、生)	18.0	8.8	4.1	1700	0.0	167
		牛バラ肉(脂身つき、生)	11.1	37.3	3.5	970	0.0	381
		牛もも肉(脂身つき、生)	16.0	12.6	4.6	1500	0.0	196
		牛もも肉(赤身、生)	17.9	4.2	5.2	1800	0.0	130
		牛ランプ肉(脂身つき、生)	15.3	17.1	4.6	1500	0.0	234
		牛ランプ肉(赤身、生)	17.9	5.3	5.5	1800	0.0	142
		牛ヒレ肉(赤身、生)	17.7	10.1	3.8	1700	0.0	177
		牛ひき肉(生)	14.4	19.8	3.6	1300	0.1	251
		牛タン(生)	12.3	29.7	3.2	1200	0.0	318
		牛ハツ(生)	13.7	6.2	4.3	1400	0.0	128
		牛レバー(生)	17.4	2.1	7.4	1900	0.0	119
		牛テール(生)	11.6	43.7	3.4	—	0.0	440
	豚肉	豚肩肉(脂身つき、生)	18.5	14.0	0.8	—	0.2	201
		豚肩肉(赤身、生)	20.9	3.3	0.7	—	0.1	114
		豚肩ロース肉(脂身つき、生)	14.7	18.4	3.4	1400	0.3	237
		豚肩ロース肉(赤身、生)	16.7	7.1	3.8	1600	0.2	146
		豚ロース肉(脂身つき、生)	17.2	18.5	3.0	1600	0.1	248
		豚ロース肉(赤身、生)	19.7	5.1	3.8	1800	0.1	140
		豚バラ肉(脂身つき、生)	12.8	34.9	2.2	1100	0.5	366
		豚もも肉(脂身つき、生)	16.9	9.5	4.6	1600	0.1	171
		豚もも肉(赤身、生)	18.0	3.1	4.8	1700	0.1	119
		豚ヒレ肉(赤身、生)	18.5	3.3	3.7	1800	0.3	118
		豚ひき肉(生)	15.9	16.1	2.3	1400	0.4	209
		豚レバー(生)	17.3	1.9	7.1	1800	1.3	114
		豚足(ゆで)	20.1	16.3	0.5	—	1.0	227
	鶏肉	鶏手羽(皮つき、生)	16.5	13.7	0.9	1400	0.4	189
		鶏手羽先(皮つき、生)	16.3	15.7	0.1	1300	0.6	207
		鶏手羽元(皮つき、生)	16.7	12.1	1.6	1400	0.3	175
		鶏むね肉(皮つき、生)	17.3	5.5	3.6	1600	0.1	133
		鶏むね肉(皮なし、生)	19.2	1.6	3.4	1800	0.1	105
		鶏もも肉(皮つき、生)	17.0	13.5	0.1	1500	0.4	190
		鶏もも肉(皮なし、生)	16.3	4.3	2.3	1500	0.2	113
		鶏ささみ(生)	19.7	0.5	2.8	1900	0.0	98
		鶏ひき肉(生)	14.6	11.0	3.4	1300	0.1	171
		鶏レバー(生)	16.1	1.9	4.7	1700	0.2	100
		砂肝(生)	15.5	1.2	3.5	1400	0.0	86
		なんこつ(生)	12.5	0.3	0.5	—	0.0	54

分類		食品名	たんぱく質 (g)	脂質 (g)	糖質 (g)	ロイシン (mg)	ビタミンD (μg)	エネルギー (kcal)
羊肉		マトンロース肉(脂身つき、生)	**17.7**	13.4	0.0	1600	0.7	192
		マトンもも肉(脂身つき、生)	**17.2**	13.6	3.4	1600	0.4	205
		ラム肩肉(脂身つき、生)	**14.9**	15.3	4.1	1400	0.9	214
		ラムロース肉(脂身つき、生)	**13.6**	23.2	5.9	1200	0.0	287
		ラムもも肉(脂身つき、生)	**17.6**	10.3	1.4	1700	0.1	164
その他		いのしし(脂身つき、生)	**16.7**	18.6	3.8	1500	0.4	249
		うま(赤身、生)	**17.6**	2.2	3.1	1700	—	102
		合鴨(皮つき、生)	**12.4**	28.2	2.7	1100	1.0	304
		真鴨(皮なし、生)	**19.8**	2.2	4.7	1900	3.1	118
		きじ(皮なし、生)	**19.7**	0.8	3.7	1900	0.5	101
		七面鳥(皮なし、生)	**19.8**	0.4	4.0	1900	0.1	99
		くじら(赤身、生)	**19.9**	0.3	4.5	2000	0.1	100
		すっぽん(生)	**16.4**	12.0	1.9	—	3.6	175
肉加工品		コンビーフ缶	**18.1**	12.6	0.9	1600	0.0	191
		生ハム(促成)	**20.6**	16.0	3.3	1900	0.3	243
		生ハム(長期熟成)	**22.0**	18.0	0.1	2100	0.8	253
		ベーコン	**13.5**	17.9	1.9	1200	Tr	244
		ボンレスハム	**15.8**	3.4	1.1	1500	0.6	115
		ロースハム	**16.0**	13.5	1.1	1500	0.2	211
		ウインナーソーセージ	**10.5**	29.3	3.1	900	0.4	319
		フォアグラ(ゆで)	**7.0**	48.5	4.2	750	0.9	470
魚介類	魚類	まあじ(生)	**16.8**	3.5	3.3	1500	8.9	112
		あなご(生)	**14.4**	8.0	4.2	1400	0.4	146
		あゆ(天然、生)	**15.0**	1.9	3.9	1300	1.0	93
		あゆ(養殖、生)	**14.6**	6.6	5.1	1300	8.0	138
		あんこう(生)	**10.8**	0.1	2.6	1000	1.0	54
		あんこう肝(生)	**7.9**	36.9	9.3	760	110.0	401
		まいわし(生)	**16.4**	7.3	6.3	1500	32.0	156
		うなぎ(生)	**14.4**	16.1	6.2	1100	18.0	228
		うなぎ肝(生)	**13.0**	4.1	4.7	—	3.0	102
		かつお(春獲り、生)	**20.6**	0.4	5.4	1800	4.0	108
		まがれい(生)	**17.8**	1.0	2.2	1700	13.0	89
		かんぱち(生)	**17.4**	3.5	4.4	1600	4.0	119
		きす(生)	**16.1**	0.1	1.7	1500	0.7	73
		きんめだい(生)	**14.6**	7.9	4.5	1300	2.0	147
		鮭(白鮭、生)	**18.9**	3.7	3.9	1700	32.0	124
		鮭(紅鮭、生)	**18.6**	3.7	4.7	1800	33.0	127
		まさば(生)	**17.8**	12.8	6.2	1600	5.1	211
		さわら(生)	**18.0**	8.4	3.5	1600	7.0	161
		さんま(生)	**16.3**	22.7	4.4	1500	16.0	287
		しらす(生)	**11.6**	0.8	3.3	1100	6.7	67
		ししゃも(生干し、生)	**17.4**	7.1	4.8	1700	0.6	152
		すずき(生)	**16.4**	3.5	4.1	1600	10.0	113
		真鯛(天然、生)	**17.8**	4.6	4.1	1700	5.0	129
		真鯛(養殖、生)	**18.1**	7.8	4.4	1700	7.0	160
		まだら(生)	**14.2**	0.1	3.5	1300	1.0	72
		にしん(生)	**14.8**	13.1	4.7	1400	22.0	196
		ひらめ(天然、生)	**17.6**	1.6	2.8	1600	3.0	96
		ひらめ(養殖、生)	**19.0**	3.1	3.0	1700	1.9	115
		ふぐ(生)	**15.6**	0.3	3.5	1500	6.0	78

＊「Tr」とは微量、「—」とは未測定を示しています。

分類	食品名	たんぱく質 (g)	脂質 (g)	糖質 (g)	ロイシン (mg)	ビタミンD (μg)	エネルギー (kcal)
魚介類	ぶり（生）	18.6	13.1	7.7	1700	8.0	222
	ほっけ（開き干し、生）	18.0	8.3	3.7	1700	4.6	161
	まかじき（生）	18.7	1.4	4.9	1700	12.0	107
	くろまぐろ（天然、赤身、生）	22.3	0.8	4.9	2000	5.0	115
	くろまぐろ（天然、脂身、生）	16.7	23.5	7.5	1500	18.0	308
	めかじき（生）	15.2	6.6	4.7	1400	8.8	139
魚介類	あまえび（生）	15.2	0.7	4.2	1300	0.0	85
	いせえび（生）	17.4	0.1	3.7	1500	0.0	86
	くるまえび（生）	18.2	0.3	3.7	1400	0.0	90
	大正えび（生）	17.9	0.1	4.1	1500	0.0	89
	しばえび（生）	15.7	0.2	3.3	1400	0.0	78
	バナメイえび（生）	16.5	0.3	3.3	1400	0.0	82
	ブラックタイガー（生）	15.2	0.1	3.7	1300	0.0	77
	毛がに（生）	12.1	0.3	4.1	1000	0.0	67
	ずわいがに（生）	10.6	0.2	3.6	880	0.0	59
	たらばがに（生）	10.1	0.5	2.9	810	0.0	56
	するめいか（生）	13.4	0.3	4.7	1200	0.3	76
	ほたるいか（生）	7.8	2.3	5.4	710	0.0	74
	やりいか（生）	13.1	0.5	5.3	1100	0.0	79
	たこ（生）	11.4	0.3	5.3	1000	0.0	70
	あか貝（生）	10.6	0.1	6.6	890	0.0	70
	あさり（生）	4.4	0.2	2.0	360	0.1	29
	あわび（生）	11.2	0.3	3.3	800	0.0	76
	かき（生）	4.9	1.3	2.3	380	0.1	58
	さざえ（生）	14.2	0.1	6.3	1200	0.0	83
	しじみ（生）	5.8	0.6	6.4	470	0.2	54
	とり貝（生）	10.1	0.1	9.9	900	0.0	81
	はまぐり（生）	4.5	0.3	3.7	380	0.0	35
	ほたて貝（生）	10.0	0.4	5.5	790	0.0	66
	ほたて貝柱（生）	12.3	0.1	7.9	1100	0.0	82
	みる貝（生）	13.3	0.3	5.6	1100	0.0	77
	うに（生）	11.7	2.5	9.8	930	0.0	109
	なまこ（生）	3.6	0.1	1.7	200	0.0	22
魚介加工品	あさり缶（水煮）	15.7	0.9	7.8	1300	0.0	102
	あなご（蒸し）	14.7	10.4	5.3	1400	0.8	173
	いくら	28.8	11.7	7.9	3200	44.0	252
	いわし缶（水煮）	17.2	8.5	5.7	1600	6.0	168
	いわし缶（味つけ）	17.0	10.3	10.8	1600	20.0	203
	うなぎ（蒲焼き）	19.3	19.4	8.4	1500	19.0	285
	かつお節	64.2	1.8	14.8	5900	6.0	332
	かつお缶（味つけ）	14.9	2.4	14.5	1400	9.0	139
	かつお缶（油漬け）	15.3	23.4	4.5	1400	4.0	289
	かに缶（水煮）	12.2	0.2	4.5	1000	0.0	69
	かに風味かまぼこ	11.3	0.4	10.2	1100	1.0	89
	かまぼこ	11.2	0.5	11.0	1100	2.0	93
	辛子明太子	18.4	2.3	6.6	1900	1.0	121
	魚肉ソーセージ	10.3	6.5	14.5	930	0.9	158
	くらげ（塩蔵、塩抜き）	5.2	Tr	0.1	―	0.0	21
	桜えび（素干し）	46.9	2.1	20.0	4200	0.0	286
	桜えび（ゆで）	13.2	0.7	5.8	1200	0.0	82

分類		食品名	たんぱく質 (g)	脂質 (g)	糖質 (g)	ロイシン (mg)	ビタミンD (μg)	エネルギー (kcal)
魚介類	魚介加工品	鮭缶（水煮）	18.0	7.5	4.4	1600	8.0	156
		さつま揚げ	10.0	2.2	8.2	940	0.9	116
		さば缶（水煮）	17.4	9.3	5.1	1600	11.0	174
		さば缶（みそ煮）	13.6	12.5	10.7	1300	5.0	210
		さんま缶（味つけ）	17.1	17.2	9.1	1500	13.0	259
		さんま缶（蒲焼き）	15.7	11.7	12.6	1400	12.0	219
		塩辛	11.0	2.7	11.4	940	0.0	114
		しらす干し	19.8	1.1	6.0	1900	12.0	113
		たらこ	21.0	2.9	5.2	2200	1.7	131
		ツナ缶（水煮）	13.0	0.5	3.4	1200	3.0	70
		ツナ缶（油漬け）	14.4	21.3	3.8	1300	2.0	265
		はんぺん	9.9	0.9	11.5	—	Tr	93
		ふかひれ	41.7	0.5	43.4	4000	1.0	344
		ほたて缶（貝柱、水煮）	14.8	0.2	6.6	1300	0.0	87
卵類	卵	卵（生）	11.3	9.3	0.3	1100	3.8	142
		卵（ゆで）	11.2	9.0	0.3	1100	2.5	134
		うずら卵（生）	11.4	10.7	0.3	1200	2.5	157
		うずら卵（水煮缶詰）	9.7	11.9	4.1	1000	2.6	162
	卵加工品	厚焼き卵	9.4	8.1	6.4	—	2.1	146
		だし巻き卵	9.8	8.0	0.3	—	2.2	123
		卵豆腐	5.8	4.5	0.1	—	0.6	76
乳類	乳	牛乳	3.0	3.5	4.4	320	0.3	61
		加工乳（濃厚）	3.0	4.2	4.8	330	Tr	70
		加工乳（低脂肪）	3.4	1.0	4.9	370	Tr	42
		やぎ乳	2.6	3.2	4.5	270	0.0	57
		コーヒー牛乳	0.7	0.2	8.3	—	—	38
		フルーツ牛乳	1.2	0.2	9.9	—	Tr	46
	クリーム	生クリーム（乳脂肪）	1.6	39.6	2.7	170	0.3	404
		生クリーム（植物性脂肪）	3.9	40.2	2.8	420	0.3	388
	チーズ	エダムチーズ	29.4	22.6	0.0	3000	0.2	321
		エメンタールチーズ	27.2	29.5	0.0	3000	0.1	398
		カテージチーズ	13.2	4.1	0.5	1400	0.0	99
		カマンベールチーズ	17.7	22.5	0.0	1800	0.2	291
		クリームチーズ	7.6	30.1	2.4	820	0.2	313
		ゴーダチーズ	26.3	26.2	3.7	2700	0.0	356
		チェダーチーズ	23.9	32.1	0.4	2500	0.0	390
		パルメザンチーズ	41.1	27.6	0.0	4300	0.2	445
		ブルーチーズ	17.5	26.1	0.0	1700	0.3	326
		マスカルポーネチーズ	4.1	25.3	3.5	440	0.2	273
		モッツァレラチーズ	18.4	19.9	0.0	—	0.2	269
		シェーブルチーズ（やぎのチーズ）	18.5	20.1	1.0	2000	0.3	280
		リコッタチーズ	7.1	11.5	6.7	—	0.0	159
		プロセスチーズ	21.6	24.7	0.1	2300	Tr	313
	ヨーグルト	プレーンヨーグルト（全脂無糖）	3.3	2.8	3.8	350	0.0	56
		ヨーグルト（低脂肪無糖）	3.4	0.9	3.9	360	0.0	40
		ヨーグルト（無脂肪無糖）	3.8	0.2	4.1	420	0.0	37
		加糖ヨーグルト	4.0	0.2	11.2	410	Tr	65
		飲むヨーグルト	2.6	0.5	10.1	280	Tr	64
豆類	豆類	小豆（全粒、乾）	17.8	0.8	42.3	1700	0.0	304
		小豆（つぶしあん）	7.3	0.3	17.5	720	—	115

＊「Tr」とは微量、「—」とは未測定を示しています。

分類		食品名	たんぱく質 (g)	脂質 (g)	糖質 (g)	ロイシン (mg)	ビタミンD (μg)	エネルギー (kcal)
豆類・大豆加工品	豆類	小豆（こしあん）	8.5	0.3	23.6	850	0.0	147
		いんげん豆（全粒、乾）	17.7	1.5	38.1	1700	0.0	280
		青えんどう（全粒、乾）	17.8	1.5	38.9	1500	0.0	310
		きな粉（脱皮大豆）	34.6	23.7	6.5	3200	0.0	456
		きな粉（全粒大豆）	34.3	24.7	6.8	3100	0.0	451
		ささげ（全粒、乾）	19.6	1.3	37.1	1800	0.0	280
		炒り大豆（黄大豆）	35.0	20.2	7.2	3200	0.0	429
		ひよこ豆（全粒、乾）	16.7	4.3	37.7	1400	0.0	336
		緑豆（全粒、乾）	20.7	1.0	41.4	2000	0.0	319
		レンズ豆（全粒、乾）	19.7	1.0	41.1	1800	0.0	313
	大豆加工品	厚揚げ	10.3	10.7	1.1	920	0.0	143
		油揚げ（生）	23.0	31.2	0.5	2100	0.0	377
		おから（生）	5.4	3.4	0.5	490	0.0	88
		がんもどき	15.2	16.8	2.0	1400	0.0	223
		絹ごし豆腐	5.3	3.2	0.9	470	0.0	56
		木綿豆腐	6.7	4.5	0.8	600	0.0	73
		焼き豆腐	7.8	5.2	0.6	700	0.0	82
		沖縄豆腐	8.8	6.6	1.0	780	0.0	99
		高野豆腐（乾）	49.7	32.3	0.2	4500	0.0	496
		無調整豆乳	3.4	2.6	0.9	290	0.0	43
		調製豆乳	3.1	3.4	1.8	270	0.0	61
		湯葉（生）	21.4	12.3	1.0	1900	0.0	218
		湯葉（干し）	49.7	30.0	2.6	4400	0.0	485
		糸引き納豆	14.5	9.7	0.3	1300	0.0	184
		ひきわり納豆	15.1	9.7	0.2	1400	0.0	185
		テンペ	11.9	7.8	10.2	1100	0.0	180
種実類		アーモンド（乾）	18.7	51.9	5.2	1500	0.0	609
		カシューナッツ（フライ、味つけ）	19.3	47.9	17.2	1700	0.0	591
		ぎんなん（生）	4.2	1.3	30.4	340	0.0	168
		くるみ（炒り）	13.4	70.5	2.6	1100	0.0	713
		ココナッツパウダー	5.6	64.3	2.7	430	0.0	676
		ごま（炒り）	19.6	51.6	0.7	1600	0.0	605
		ごま（乾）	19.3	53.0	0.9	1500	0.0	604
		栗（生）	2.4	0.4	30.6	160	0.0	147
		ピスタチオ（炒り、味つけ）	16.2	55.9	7.7	1400	0.0	617
		ひまわりの種（フライ、味つけ）	19.2	49.0	2.3	1400	0.0	603
		ヘーゼルナッツ（フライ、味つけ）	11.0	69.3	4.6	920	0.0	701
		マカダミアナッツ（炒り、味つけ）	7.7	76.6	4.5	540	0.0	751
		松の実（炒り）	13.7	70.6	5.1	1100	0.0	724
		らっかせい（炒り）	23.6	50.5	10.1	1800	0.0	613
穀類	米類	米（玄米）	6.0	2.5	71.3	560	0.0	346
		米（精白米）	5.3	0.8	75.6	500	0.0	342
		米（胚芽精米）	6.5	1.9	72.2	—	0.0	343
		あわ（精白粒）	10.2	4.1	63.3	1500	0.0	346
		ごはん（玄米）	2.4	0.9	32.0	230	0.0	152
		ごはん（精白米）	2.0	0.2	34.6	190	0.0	156
		ごはん（胚芽精米）	2.7	0.6	34.5	—	0.0	159
		おもゆ（精白米）	0.2	0.0	4.3	23	0.0	19
		全がゆ（精白米）	0.9	0.1	14.7	85	0.0	65
		赤飯	3.6	0.5	37.3	350	0.0	186

分類		食品名	たんぱく質 (g)	脂質 (g)	糖質 (g)	ロイシン (mg)	ビタミンD (μg)	エネルギー (kcal)
穀類	米類	もち	3.6	0.5	45.5	340	0.0	223
		ビーフン	5.8	1.5	72.7	550	0.0	360
	パン類	イングリッシュマフィン	7.4	3.2	36.7	580	0.0	224
		クロワッサン	7.3	25.4	44.1	570	0.1	438
		コッペパン	8.2	3.6	49.6	650	0.0	273
		食パン	7.4	3.7	44.2	590	0.0	248
		ナン	9.3	3.1	41.6	750	0.0	257
		ぶどうパン	7.4	3.3	49.9	580	Tr	263
		フランスパン	8.6	1.1	58.2	680	0.0	289
		ベーグル	8.2	1.9	46.0	650	—	270
		ライ麦パン	6.7	2.0	49.0	520	Tr	252
		ロールパン	8.5	8.5	45.7	690	0.1	309
	麺類	うどん (ゆで)	2.3	0.3	19.5	180	0.0	95
		沖縄そば (ゆで)	5.1	0.7	24.8	410	0.0	132
		そうめん・ひやむぎ (乾)	8.8	1.0	65.1	700	0.0	333
		そば (乾)	11.7	2.1	65.9	920	0.0	344
		そば (ゆで)	3.9	0.6	21.5	310	0.0	113
		中華麺 (生)	8.5	1.0	47.6	670	0.0	249
		蒸し中華麺	4.7	1.5	30.6	380	0.0	162
		マカロニ・スパゲッティ (乾)	12.0	1.5	66.9	1000	0.0	347
	粉類	薄力粉 (1等)	7.7	1.3	73.1	610	0.0	349
		中力粉 (1等)	8.3	1.4	69.5	650	0.0	337
		強力粉 (1等)	11.0	1.3	66.8	850	0.0	337
		ホットケーキミックス	7.1	3.6	72.4	610	0.1	360
		オートミール	12.2	5.1	57.4	1100	0.0	350
		大麦 (押麦)	5.9	1.2	65.8	500	0.0	329
		ライ麦 (全粒粉)	10.8	2.0	55.7	830	0.0	317
		小麦胚芽	26.5	10.4	27.5	2100	0.0	391
		上新粉	5.4	0.8	75.9	520	0.0	343
		白玉粉	5.5	0.8	76.5	540	0.0	347
		そば粉 (全層粉)	10.2	2.9	63.9	800	0.0	339
	その他	コーンフレーク	6.8	1.2	82.2	1200	0.0	380
		餃子の皮	8.4	1.2	54.9	660	0.0	275
		生麩	11.7	0.7	26.8	960	0.0	161
野菜類		糸三つ葉 (葉、生)	0.8	0.1	0.7	54	0.0	12
		枝豆 (生)	10.3	5.7	4.3	900	0.0	125
		オクラ (果実、生)	1.5	0.1	1.9	99	0.0	26
		かいわれ大根 (芽ばえ、生)	1.8	0.2	2.0	170	0.0	21
		かぶ (根、皮つき、生)	0.6	0.1	3.0	45	0.0	18
		かぶ (葉、生)	2.0	0.1	1.4	180	0.0	20
		カリフラワー (花序、生)	2.1	0.1	3.2	180	0.0	28
		キャベツ (結球葉、生)	0.8	Tr	3.9	46	0.0	23
		きゅうり (果実、生)	0.7	Tr	1.9	47	0.0	13
		グリーンアスパラガス (若茎、生)	1.8	0.2	2.1	130	0.0	21
		グリーンピース (生)	5.0	0.2	11.8	460	0.0	76
		ゴーヤ (果実、生)	0.7	0.1	0.3	55	0.0	15
		小ねぎ (葉、生)	1.4	0.1	3.7	130	0.0	26
		ごぼう (根、生)	1.1	0.1	1.0	50	0.0	58
		小松菜 (葉、生)	1.3	0.1	0.3	120	0.0	13
		サニーレタス (葉、生)	0.7	0.1	0.6	63	0.0	15

＊「Tr」とは微量、「—」とは未測定を示しています。

分類	食品名	たんぱく質 (g)	脂質 (g)	糖質 (g)	ロイシン (mg)	ビタミンD (μg)	エネルギー (kcal)
野菜類	さやいんげん (若ざや、生)	1.3	0.1	2.2	89	0.0	23
	さやえんどう (若ざや、生)	1.8	0.2	4.1	120	0.0	38
	サラダ菜 (葉、生)	0.8	0.1	0.7	74	0.0	10
	しし唐辛子 (果実、生)	1.3	0.1	1.2	93	0.0	24
	しそ (葉、生)	3.1	Tr	1.0	340	0.0	32
	春菊 (葉、生)	1.9	0.1	0.4	180	0.0	20
	しょうが (根茎、皮なし、生)	0.7	0.2	4.0	43	0.0	28
	スイートコーン (未熟種子、生)	2.7	1.3	12.0	320	0.0	89
	ズッキーニ (果実、生)	0.9	0.1	2.3	62	0.0	16
	スナップえんどう (若ざや、生)	1.6	0.1	5.7	110	0.0	47
	西洋かぼちゃ (果実、生)	1.2	0.2	15.9	96	0.0	78
	せり (茎葉、生)	1.9	0.1	1.0	120	0.0	17
	セロリ (茎柄、生)	0.4	0.1	1.3	23	0.0	12
	そら豆 (未熟豆、生)	8.3	0.1	12.1	720	0.0	102
	大根 (根、皮つき、生)	0.4	Tr	2.6	23	0.0	15
	大根 (葉、生)	1.9	Tr	1.4	180	0.0	23
	大豆もやし (生)	2.8	1.2	0.6	210	0.0	29
	たけのこ (若茎、生)	2.5	0.1	1.4	160	0.0	27
	玉ねぎ (りん茎、生)	0.7	Tr	6.9	25	0.0	33
	チンゲン菜 (葉、生)	0.7	0.1	0.4	56	0.0	9
	とうがん (果実、生)	0.3	0.1	2.7	23	0.0	15
	豆苗 (茎葉、生)	2.2	0.4	2.3	150	0.0	28
	トマト (果実、生)	0.5	0.1	3.1	25	0.0	20
	なす (果実、生)	0.7	Tr	2.6	53	0.0	18
	菜の花 (花らい、茎、生)	3.6	0.1	2.5	320	0.0	34
	日本かぼちゃ (果実、生)	1.1	Tr	7.8	84	0.0	41
	にら (葉、生)	1.3	0.1	1.7	110	0.0	18
	にんじん (根、皮つき、生)	0.5	0.1	5.8	36	0.0	35
	にんにく (りん茎、生)	4.0	0.5	1.0	220	0.0	129
	根深ねぎ (葉、軟白、生)	1.0	Tr	3.6	63	0.0	35
	白菜 (結球葉、生)	0.6	Tr	2.0	44	0.0	13
	ビーツ (根、生)	1.0	0.1	6.9	68	0.0	38
	ピーマン (果実、生)	0.7	0.1	2.3	51	0.0	20
	ふき (葉柄、生)	0.3	0.0	1.7	—	0.0	11
	ブロッコリー (花序、生)	3.8	0.3	2.3	270	0.0	37
	ほうれん草 (葉、生)	1.7	0.2	0.3	140	0.0	18
	水菜 (葉、生)	1.9	0.1	2.1	170	0.0	23
	ミニトマト (果実、実)	0.8	0.1	4.5	39	0.0	30
	みょうが (花穂、生)	0.7	0.1	0.7	42	0.0	11
	芽キャベツ (結球葉、生)	3.9	0.1	4.1	220	0.0	52
	ヤングコーン (幼雌穂、生)	1.7	0.2	4.1	200	0.0	29
	ラディッシュ (根、生)	0.7	0.1	1.9	42	0.0	13
	リーフレタス (葉、生)	1.0	0.1	0.9	81	0.0	16
	緑豆もやし (生)	1.3	0.1	1.3	77	0.0	15
	レタス (結球葉、生)	0.6	0.1	2.0	48	0.0	13
	れんこん (根茎、生)	1.3	Tr	13.0	51	0.0	66
いも類	いちょういも (塊根、生)	3.1	0.3	21.5	230	0.0	108
	さつまいも (塊根、皮つき、生)	0.8	0.1	28.4	58	0.0	127
	さといも (球茎、生)	1.2	0.1	10.3	110	0.0	53

分類		食品名	たんぱく質 (g)	脂質 (g)	糖質 (g)	ロイシン (mg)	ビタミンD (μg)	エネルギー (kcal)
いも及びでんぷん類	いも類	じねんじょ (塊根、生)	1.8	0.3	23.4	150	0.0	118
		じゃがいも (塊茎、皮なし、生)	1.3	Tr	15.5	87	0.0	59
		長いも (塊根、生)	1.5	0.1	12.9	83	0.0	64
		大和いも (塊根、生)	2.9	0.1	24.5	230	0.0	119
	いも・でんぷん加工品	板こんにゃく (精粉こんにゃく)	0.1	Tr	0.1	—	0.0	5
		しらたき	0.2	Tr	0.1	—	0.0	7
		普通春雨 (乾)	0.0	0.2	78.2	—	0.0	346
		緑豆春雨 (乾)	0.2	0.4	80.4	—	0.0	344
きのこ類		えのきだけ (生)	1.6	0.1	0.9	130	0.9	34
		エリンギ (生)	1.7	0.2	2.9	150	1.2	31
		きくらげ (乾)	5.3	1.3	2.6	500	85.0	216
		なめこ (生)	1.0	0.1	2.4	98	0.0	21
		しいたけ (生)	2.0	0.2	0.7	160	0.3	25
		干ししいたけ	14.1	1.7	11.2	1100	17.0	258
		ぶなしめじ (生)	1.6	0.2	1.3	130	0.5	26
		まいたけ (生)	1.2	0.3	0.3	67	4.9	22
		マッシュルーム (生)	1.7	0.1	0.1	150	0.3	15
		まつたけ (生)	1.2	0.2	1.5	96	0.6	32
海藻類		あおさ (素干し)	16.9	0.4	18.0	1400	0.0	201
		あおのり (素干し)	21.4	3.3	0.2	1800	0.0	249
		昆布 (素干し)	5.1	1.0	0.1	340	0.0	170
		焼きのり	32.0	2.2	1.7	2800	0.0	297
		ひじき (乾)	7.4	1.7	0.4	750	0.0	180
		めかぶわかめ (生)	0.7	0.5	0.1	58	0.0	14
		もずく (塩蔵、塩抜き)	0.2	0.1	0.1	17	0.0	4
		わかめ (生)	1.4	0.1	2.6	160	0.0	24
果実類		アボカド (生)	1.6	15.5	0.8	140	0.0	176
		いちご (生)	0.7	0.1	5.9	42	0.0	31
		梅干し (塩漬)	0.5	0.5	0.9	26	0.0	29
		うんしゅうみかん (砂じょう、普通、生)	0.4	Tr	9.5	25	0.0	49
		オリーブ (塩漬、グリーン)	0.7	14.6	0.0	60	0.0	148
		オレンジ (砂じょう、生)	0.5	0.1	8.1	28	0.0	48
		柿 (甘がき、生)	0.3	0.1	13.1	26	0.0	63
		キウイフルーツ (生、緑肉種)	0.8	0.2	9.5	56	0.0	51
		グレープフルーツ (砂じょう、生、白肉種)	0.5	0.1	7.3	19	0.0	40
		さくらんぼ (国産、生)	0.8	0.1	14.2	28	0.0	64
		すいか (生、赤肉種)	0.3	0.1	9.5	15	0.0	41
		梨 (生)	0.2	0.1	8.1	9	0.0	38
		パイナップル (生)	0.4	0.1	12.2	24	0.0	54
		バナナ (生)	0.7	0.1	18.5	70	0.0	93
		ぶどう (皮なし、生)	0.2	Tr	14.4	11	0.0	58
		ブルーベリー (生)	0.3	0.1	8.6	30	0.0	48
		マンゴー (生)	0.5	0.1	13.4	41	0.0	68
		メロン (温室メロン、生)	0.7	0.1	9.3	25	0.0	40
		もも (生、白肉種)	0.4	0.1	8.0	16	0.0	38
		ラズベリー (生)	1.1	0.1	5.6	—	0.0	36
		りんご (皮つき、生)	0.1	0.1	12.7	8	0.0	56

＊「Tr」とは微量、「—」とは未測定を示しています。

監修 藤田 聡（ふじた さとし）

立命館大学 スポーツ健康科学部・研究科 教授

2002年南カリフォルニア大学大学院博士号修了。博士（運動生理学）。2006年テキサス大学医学部内科講師、2007年東京大学大学院新領域創成科学研究科特任助教を経て、2009年より立命館大学に着任。米国生理学会（APS）や米国栄養学会（ASN）より学会賞を受賞。監修本に『タンパク質まるわかりBOOK』、共著に『体育・スポーツ指導者と学生のためのスポーツ栄養学』など。2021年に長年の研究に基づき企業の健康経営をサポートする（株）OnMotionを設立。

料理 牛尾理恵（うしお りえ）

東京農業大学短期大学部を卒業後、栄養士として病院の食事指導に携わる。料理の制作会社に勤務後、料理研究家として独立。手軽に作れてバランスがよい料理や、おいしくてやせるレシピに定評がある。39歳でダイエットを決意し、8カ月で−10kgを達成。それ以降、筋トレと食事管理を徹底し、現在はトレイルランニングのレースに参加するなど、仕事とプライベートを充実させるべく「大変なことこそ笑顔で楽しむ」をモットーに、日々新しいことに挑戦中。『40歳からカラダを変えた料理家の 筋肉をつくる最強メソッド』（朝日新聞出版）、『サプリみたいに栄養がとれる副菜101』（主婦と生活社）など著書も多数。

筋肉を効率よくつける
たんぱく質&脂質データBOOK

おいしいレシピ87

2024年4月30日　第1刷発行

監 修	藤田 聡
料 理	牛尾理恵
発行者	片桐圭子
発行所	朝日新聞出版
	〒104−8011 東京都中央区築地5−3−2
	（お問い合わせ）infojitsuyo@asahi.com
印刷所	大日本印刷株式会社

撮影
安部まゆみ（Part1&3）
田中宏幸（食材写真）

デザイン
髙見朋子（文京図案室）

編集・構成
丸山みき（SORA企画）

編集アシスタント
大西綾子、大森奈津、
樫村悠香、秋武絵美子
（SORA企画）

写真&データ協力
マッシュルームソフト

栄養計算
藤井沙恵

企画・編集
森香織
（朝日新聞出版 生活・文化編集部）

©2024 Asahi Shimbun Publications Inc.
Published in Japan by Asahi Shimbun Publications Inc.
ISBN 978-4-02-333389-5